U0858242

# 从零开始读懂营养学

Congling Kaishi Dudong Yingyangxue

知名营养师 郑育龙 著

中华人民共和国营养师编号：1217000000124555

西安交通大学出版社

XI'AN JIAOTONG UNIVERSITY PRESS

图书在版编目（CIP）数据

从零开始读懂营养学 / 郑育龙著. —西安 ：西安交通大学出版社，2016.6

ISBN 978-7-5605-8497-3

Ⅰ.①从… Ⅱ.①郑…Ⅲ.①营养学—基本知识 Ⅳ.①R151

中国版本图书馆CIP数据核字（2016）第109826号

书　　名　从零开始读懂营养学
著　　者　郑育龙
责任编辑　李　晶

出版发行　西安交通大学出版社
（西安市兴庆南路10号　邮政编码710049）
网　　址　http://www.xjtupress.com
电　　话　（029）82668805　82668502（医学分社）
（029）82668315　（总编办）
传　　真　（029）82668280
印　　刷　北京欣睿虹彩印刷有限公司

开　　本　880mm×1280mm　1/32　印张　9.5　字数　187千字
版次印次　2016年8月第1版　2016年8月第1次印刷
书　　号　ISBN 978-7-5605-8497-3/R·1185
定　　价　39.80元

读者购书、书店添货、如发现印装质量问题，请通过以下方式联系、调换。
订购热线：（029）82665248　82665249
投稿热线：（029）82668805
读者信箱：medpress@126.com

版权所有　侵权必究

# 前 言

随着生活水平的提高,“吃”不再是一个简单填饱肚子的问题;而随着现代人健康问题的日趋严重,“吃”也不再是一个单纯享受美味的问题了。时至今日,我们吃的东西的种类越来越丰富,所谓营养价值也越来越高,但是却没有越吃越健康。据2011年7月由世界银行与卫生部联合发布的《创建健康和谐生活:遏制中国慢性病流行》报告显示,中国人当前的健康寿命(即没有疾病和残疾困扰的健康年数)仅为66岁,比二十国集团一些主要成员国少10岁。目前,慢性病已成为中国的主要死亡杀手,每年全国死亡总人数约1030万,其中超过80%由慢性病所致。在未来20年里,40岁以上的人群中,慢性病患者人数将增长2倍,甚至3倍。近年来,我国主要的慢性病,如高血压病、糖尿病、肥胖症和高脂血症等一直在迅猛上升。值得注意的是,这些慢性病全部都与饮食直接相关。

可以说,正是不合理的饮食结构及营养摄入,造成了中国慢性病的快速增长,不仅国民经济遭受了巨大损失(报告指出:在未来30年内，如果我国每年能将心血管病死亡率降低1%，所产生的总体经济效益就相当于2010年中国实际GDP的68%，超过10.7万亿美元），同时也给个人和家庭带来极大困扰。所谓“解铃还须系铃人”，要解决这个问题其实并不复杂，只要每个人关注饮食、关注营养，每天给自己制定一份科学的饮食清单，并付诸行动，完全可以拥有一个健康体魄。但是，这份饮食清单究竟该如何写呢？这本《从零开始读懂营养学》将告诉你答案。

本书以现代营养学理论为基础，结合我国传统中医及民间关于健康饮食的一些经验，力求在科学的基础之上给大家提供简洁、实用、有效的营养方案。全书共分七章，从基本的营养知识，到最新营养观点；从日常营养细节，到不同人群的营养方案；从各种疾病的营养调整，到营养美容、营养瘦身；最后，还盘点了关于营养的若干误区。可以说，凡是与营养有关的保健知识，这本书中全部都容纳进来，以求让读者全面、正确地认识营养，科学、合理地运用营养，成为真正的“营养医生”。

在本书的写作过程中，参阅了国内外众多营养专家的著作，得到了诸多营养学者的指导，这里一并表示感谢。同时，由于本书工程浩大、时间紧迫，难免会有疏漏之处，还望读者朋友及时关注、专家及时指点，以便于再版更正。

最后，希望这本书能够给更多的人送去健康与幸福！

# 目录
Contents

# 第一章

# 现代人缺的不是营养，而是均衡

大家每天都能在电视、报纸、杂志上看到各种饮食秘籍、健康妙招，究竟怎样吃才健康？其实早在 2000 多年前，我们的先人就在《黄帝内经》中提到“五谷为养，五果为助，五畜为益，五菜为充”，充分体现了均衡的饮食结构。现代人大多食物过剩，缺少的不是营养，而是均衡。均衡即指膳食多样化，简单地说，就是保证饮食的全面、平衡、适当。

# 正确认识营养

在大多数人眼里，营养是一个很虚的概念，比如，我们可以说“鸡汤有营养，身子弱的要多喝一点”“方便面没营养，吃多了不健康”。但是，如果问我们营养究竟是什么，相信大多数人都说不出来。实际上，从营养学专业角度来说，营养并不是某种物质，而是一个过程，即人体从外界摄取食物，经过消化吸收，利用食物中身体需要的物质，以维持生命活动的整个过程。

一个人的整个生命过程都离不开营养，营养摄入不合理，人体就会生病；而没有营养摄入，生命就会停止。美国著名营养学专家卡尔·普菲佛告诫世人：“我坚信如果我们摄入适量的微营养物质，即滋养我们所必需的基本物质，大多数的慢性疾病就会消失。未来的药物将是良好的营养疗法，为此我们等待了太久。”

营养对健康的影响的确不容忽视。研究表明，营养状况良好的母亲，她们所生的婴儿有 94% 健康状况良好；而营养状况不良的母亲所生的婴儿，有 92% 健康状况不佳。在各类人群中，注意营养可使许多疾病的发病率与死亡率下降，如心脏病可下降 20%、肿瘤下降 30%、糖尿病下降 50%。事实上，合理营养的确能有效防治各种营养缺乏症和营养过剩症，以及诸多的常见病、多发病。同时，不断改变自己的饮食习惯，还可有效预防一些癌症的发生。

除此之外，营养对于我们的寿命也有直接影响。一般认为，人到 60 岁左右将进入老年期，应属于正常的自然现象。如果在 45 岁左右就出现两鬓斑白、耳聋眼花、眼角出现鱼尾纹、眉毛外 1/3 变得粗长、记忆力减退、工作效率降低等老年性变化，称为“早衰”。研究发现，如果做到合理营养的平衡膳食，推迟衰老是完全可能的。有关科学家对不同群体期望寿命调查的结果表明，在当今世界上从事营养工作者其平均寿命为最高。

当然，一个人的健康状况取决于许多因素，可包括先天的遗传因素，后天的食物营养、生活方式、卫生状况、气候环境、体育锻炼、精神状态、嗜好习惯，等等。但在这些因素中最基础、最主要、最根本、最经常对生命质量、寿命长短起作用的仍是膳食营养。所以说，营养为健康之本。

## 营养来自每天的饮食，而不是营养保健品

人从出生起，内脏就开始消耗能量，所以我们要不断地为自己补充营养，为自己的生命提供必需的营养元素，使其维持生命的平衡。然而，在现代生活中，我们关注“营养”，但未见得真正懂得“营养”。许多人的营养观念常局限在某些特殊食品上，其实人类所需的营养，最佳来源还是我们每天的饮食。

食物供给我们维持身体活动需要的能量，就像汽车要汽油才可以跑，人体也一样需要食物的营养来维持运转。一个人一生中摄入的食物超过自己体重的1000 ~ 1500倍，这些食物中的营养素几乎全部转化成人体的组织和能量，以满足生命运动的需要。

目前，营养生化科学所知的营养素不过几十种，但天然食物中所含的各类成分数以千计，其中有许多成分在人体所扮演的角色尚未被发现或明了，若是忽略了这些成分，或许短期内并不会对身体造成影响，但长久下来，可能会使健康发生问题。

因此，千万不要以为所谓的营养补充品就可以提供身体所需的全部营养。对此，我们必须要有一个清醒的认识，即这些营养补充品是将已知的营养素调配加入，以满足人体最基本的需求。若经医师和营养师评估后，确实需要补充，可以按情况适度使用，以帮助身体复原；如果身体本就健健康康，补充营养靠正常的一日三餐就足够了，没有必要再额外补充营养。

除此之外，还有一点需要注意，即摄入营养的同时，也要消耗，否则就会营养过剩，导致“八高”：高血脂、高血压、高体重、高血糖、高血黏稠度、高尿酸盐、高抗胰岛素血症、高脂肪肝，引发一系列代谢综合征。怎么办呢？除工作之外，每天保持一定的运动量是必需的。这些在后面会详细讲到，此处不做赘述。

# 食物的种类和营养价值分类

我们知道，食物是人类获取热量和各种营养素的基本来源，是人类赖以生存、繁衍的物质基础。在现实生活中，食物的种类繁多，组成复杂，性质各异。

在中国居民膳食宝塔中，专家将食物分为五大类，第一类为谷类及薯类；第二类为动物性食物，包括肉、禽、鱼、奶、蛋等；第三类为豆类和坚果，包括大豆、其他干豆类及花生、核桃、杏仁等坚果类；第四类为蔬菜、水果和菌藻类；第五类为纯能量食物，包括动植物油、淀粉、食用糖和酒类。

现代营养学告诉我们，人体需要多种多样的食物，各种食物都有其不同的营养优势，食物没有好坏之分，关键看选择的食物种类和数量在搭配膳食时是否合理。下面，我们针对日常生活中几类主要的食物进行具体的营养价值分析。

**1. 谷类食物**

在我国，谷类食物主要有稻米、面粉、玉米、小米、高粱等。谷类食物主要是淀粉，含70% ~ 80%的碳水化合物，消化率很高；含6% ~ 10%的蛋白质，但生物利用率较低；还含一定量的膳食纤维。含维生素 $B_1$ 和烟酸较多，但必须经加碱处理才能被人体利用。玉米、小米含少量胡萝卜素。

**2. 豆类食物**

日常生活中接触比较多的主要是大豆，大豆含蛋白质

35% ~ 40%、油脂 17% ~ 20%，其中含人体必需脂肪酸——亚油酸约 50%，是任何其他油脂所不能比拟的。大豆约含 30%的碳水化合物，其中人体可利用的占一半。大豆中还含钙、铁、锌、维生素 $B_1$、维生素 $B_2$ 和烟酸。其他豆类如红小豆、绿豆、黑豆等所含营养物质也与大豆相似，但其蛋白质营养价值稍低。

**3. 蔬菜、水果**

蔬菜和水果是人体胡萝卜素、维生素 C 和钙、铁、钾、钠等元素的重要来源。含维生素 C 较多的蔬菜主要是叶菜类，如花椰菜、甘蓝等，水果中则以柑橘、山楂、鲜枣及猕猴桃等含量最多。深绿和黄红颜色的蔬菜、水果含胡萝卜素较多，如苋菜、韭菜、胡萝卜、甘薯和芒果、杏等。有些野菜、野果常含丰富的维生素和无机盐类，是大有开发利用前途的食物资源。

**4. 畜禽肉类食物**

畜禽肉类可供给人体优质蛋白质和部分脂肪，同时也是维生素 A 和维生素 $B_2$ 的重要来源，无机盐含量不多但易于吸收利用。

**5. 鱼类等水产食物**

与畜禽肉类相比，含蛋白质相当，而含脂肪 70% ~ 80% 为多不饱和脂肪酸，胆固醇含量也较低，远比畜禽肉类脂肪为优。另外，含铁、钙等无机盐和微量元素比畜禽肉类高几倍至十几倍，含丰富的碘和较多的维生素 $B_2$、烟酸。

**6. 蛋类食品**

鲜蛋含蛋白质约为 13% ~ 15%，其营养价值最高，为营养学实验研究中的理想蛋白质。含维生素 A、维生素 D 和维生素 $B_2$ 较多。

**7. 奶类食品**

目前中国食用以牛奶为主，牛奶含蛋白质和钙较多，也是维生素 A、维生素 $B_2$ 的良好来源，但含铁少，若不补铁，易引起缺铁性贫血。

## 自查：你有营养缺乏吗

营养缺乏，是指机体从食物中获得的能量、营养素不能满足身体需要，从而影响生长、发育或生理功能的现象。营养缺乏可以通过膳食调查、体格测量及相关的生理、生化指标的检测来发现。除此之外，我们还可以根据一些身体的异常反应进行自我初步的诊断。

**异常反应 1：**头发干燥、变细、易断、脱发。

可能缺乏的营养：蛋白质、能量、脂肪酸、锌。

**异常反应 2：**夜晚视力降低。

可能缺乏的营养：维生素 A。如果不及时纠正，可能进一步发展为夜盲症，并出现角膜干燥、溃疡等。

**异常反应 3：**舌炎、舌裂、舌水肿。

可能缺乏的营养：B 族维生素。

**异常反应 4：**牙龈出血。

可能缺乏的营养：维生素 C。

**异常反应 5：**味觉减退。

可能缺乏的营养：锌。

**异常反应 6：**嘴角干裂。

可能缺乏的营养：核黄素（维生素 $B_1$）和烟酸。

**异常反应 7：**身体疲劳，注意力不集中，食欲不振，面色苍白，黑眼圈等。

可能缺乏的营养：铁。

**异常反应 8：**皮肤瘙痒，伤口愈合慢，指甲出现白点。

可能缺乏的营养：锌。

**异常反应 9：**舌头痛，口鼻皮肤干燥开裂。

可能缺乏的营养：维生素 $B_{12}$。

**异常反应 10：**背痛腿痛，胯部疼，骨头脆。

可能缺乏的营养：维生素 D。

**异常反应 11：**频繁感染，经常生病。

可能缺乏的营养：硒。

**异常反应 12：**焦虑，易怒。

可能缺乏的营养：镁。

**异常反应 13：**口腔溃疡，经常感冒和感染，皮肤掉皮和掉头皮屑。

可能缺乏的营养：维生素 A。

## 吃错营养保健品，比不吃更危险

如今的都市人在优越的生活条件下，仍有很多人每天都感觉疲惫不堪、情绪不稳定，甚至长期失眠、腹泻，到医院却查不出任何疾病。于是有人花大价钱购买各种营养保健品服用，尤其是老年人。可是“进补一族”中的绝大多数人并不知道：不科学的食补对人体无益，而盲目服用各种保健品不但可能不吸收，严重时更等同于“服毒”。

营养专家认为，服用保健品的原则应该是“缺啥才补啥”，进行相关检测后在医生指导下进补。营养专家还指出，身体在补充营养的时候，应注意避免以下问题。

**1. 忌无病乱补**

无病乱补，既增加开支，又害自身。如服用鱼肝油过量可引起中毒；长期服用葡萄糖会引起发胖；血中胆固醇增多，易诱发心血管疾病。

**2. 忌虚实不分**

中医的治疗原则是虚者补之，不是虚证病人不宜用补药，虚证又有阴虚、阳虚、气虚、血虚之分，对证服药才能补益身体，否则适得其反，会伤害身体。

保健养生虽然不像治病那样严格区别，但应按用膳对象分为偏寒、偏热两大类。偏寒者畏寒喜热，手足不温，口淡涎多，大便溏，小便清长，舌质淡。偏热者，则手足心热，口干、口苦、口臭，大便干结，小便短赤，舌质红。若不辨寒热妄投药膳，容易导致“火上加火”。

### 3. 忌多多益善

任何补药服用过量都有害，认为“多吃补药，有病治病，无病强身”是不科学的。如过量服用参茸类补品可引起腹胀，不思饮食；过服维生素 C 可致恶心、呕吐和腹泻。

### 4. 忌凡补必肉

动物性食物无疑是补品中的良剂，它不仅有较高的营养，而且味美可口。但肉类不易消化吸收，若久吃多吃，对胃肠功能已减退的老年人来说，常常不堪重负，而肉类消化过程中的某些“副产品”，如过多的脂类、糖类等物质又往往是心脑血管病、癌症等老年常见病、多发病的病因。饮食清淡也不是不补，尤其是蔬菜类更不容忽视。现代营养学观点认为，新鲜的水果和蔬菜含有多种维生素和微量元素，是人体必不可少的营养物质。

### 5. 忌以药代食

药补不如食补，重药物轻食物是不科学的，因为许多食物也是有治疗作用的药物。如多吃荠菜可治疗高血压；多吃萝卜可健胃消食，顺气宽胸，化痰止咳；多吃山药能补脾胃。日常食用的核桃、花生、红枣、扁豆、藕等也都是进补的佳品。

### 6. 忌重“进”轻“出”

随着生活水平的提高，不少家庭天天荤腥、餐餐油腻，这些食物代谢后产生的酸性有毒物质需及时排出，而生活节奏的加快，又使不少人排便无规律甚至便秘。养生专家近年来提出一种关注“负营养”的保健新观念，即重视人体废物的排出，减少“肠毒”的滞留与吸收，提倡在进补的同时，亦应重视排便的及时和通畅。

**7. 忌恒“补”不变**

有些人喜欢按自己口味，专服某一种补品，继而又从多年不变发展成“偏食”“嗜食”，这对健康是不利的。因为药物和食物既有保健治疗作用，也有一定的副作用，久服多服会影响体内的营养平衡。尤其是老年人，不但各脏器功能均有不同程度的减退，需要全面地、系统地加以调理，而且不同的季节，对保健药物和食物也有不同的需求。因此，根据不同情况予以调整是十分必要的，不能恒补不变，一补到底。

**8. 忌越贵越补**

“物以稀为贵”，那些高贵的传统食品如燕窝、鱼翅之类可能并无奇特的食疗作用，而十分平常的甘薯和洋葱之类的食品，却有值得重视的食疗价值。另外，凡食疗均有一定的对象和适应证，应根据需要来确定药膳，“缺什么，补什么”，不要凭贵贱来分高低，尤其是老年群体，更应以实用和价格低廉为滋补原则。

## 营养保健品与用药禁忌

### 1. 人参、银杏影响抗凝剂

人参、当归、银杏等中药可以算是营养保健品中的“常客”，但是在食用含有这些中药成分的营养保健品时要注意，这些有益气活血作用的中药与阿司匹林或华法林等抗凝剂同用可能会造成流血不止。一些医学专家表示，银杏和某些止痛药合用时还可能会引起脑出血，与利尿剂合用会使血压上升。另外，维生素 E 也不宜与阿司匹林同服，否则可能会增加出血的风险。与华法林化学结构相似的维生素 K 也是一个“危险分子”，正在服用华法林的患者最好少吃猪肝、猕猴桃、菠菜等富含维生素 K 的食物。

### 2. 钙剂影响强心药

患有心脏病的老人可能会长期服用洋地黄等强心药，食用这些强心药时最好不要同时服用含钙和维生素 D 的保健品，否则容易诱发洋地黄中毒。医师建议，如果老年人有非常严重的骨质疏松，就必须补钙，但是应该在严密的监测条件下补充钙剂，最好定期监测血钙水平和洋地黄的不良反应。如果只是常规补钙，最好通过食疗来补充，比如多摄入牛奶、豆制品等。

### 3. 维生素 D 影响抗溃疡药

消化道溃疡是一种人体多发的常见病，医生提醒那些正在吃含钙、镁等抗溃疡药的患者，不要过量地补充含维生素 D 的保健品，以防引起高钙血症或高镁血症。

**4. 大蒜、生姜与疏风解表感冒药相冲突**

当人体出现发热、咽喉肿痛、咳嗽等感冒症状时，银翘解毒片、桑菊感冒颗粒、双黄连口服液等中成药往往成为人们治疗感冒的第一选择。同时，人们在感冒期间也会选择食用一些大蒜、生姜等所谓的“抗病毒食品”，以为这样可以药食同补。却不知，这样的“药食同补”反而可能会使药物的疗效降低。有关专家介绍，上述几种中成药的主要作用是疏风解表、清热解毒，适用于外感风热的感冒。而大蒜、生姜等均属于辛温之物，与上述中成药的药性正好相反，一旦同服便会导致疗效下降。

**5. 蛋白粉影响抗过敏药**

对于患有过敏性疾病如鼻炎、湿疹的患者，平日里要注意控制蛋白质的摄入。蛋白粉也可以算是保健食品中的“老牌主力军”，但是，如果过敏性疾病患者摄入过多富含组氨酸的蛋白质，体内就会产生大量的组胺，而抗过敏药往往“争”不过组胺，很难占据受体的位置，就不能很好地发挥它们的作用，这也就会导致过敏症状去而复返。

同时，卫生部专家强调，在过年过节等聚会高峰期，正在服用抗过敏药的患者应该特别注意少吃海鲜、肉类、乳酪、黄豆等富含蛋白质的食物。此外，有一些药物和食物也可能会引起组胺释放，如奎宁、维生素 $B_1$、酒精、水生贝壳类动物等都会影响抗过敏药的疗效。

专家和医师都建议消费者，虽然对大部分人而言，少量的保健品或补品并不会明显地影响药物的疗效，但是符合上述情况的人最好还是尽量避免同时服用保健品和药物，或者尽量间隔 2 小时左右再服用也可以降低一定的风险。

## 注意！营养过剩同样是营养不良

还有些人一谈起营养，就强调多吃鱼肉蛋奶等动物性食品，认为这类食品吃得越多营养就越好，这是不符合均衡营养的观点的。人体对营养素的需要是多方面的，而且有一定量的要求，经常食用过多的动物性食品，对人体健康不利，往往会成为某种肿瘤和心血管疾病的诱因。还有人认为，食物越贵，营养就越好，这个观点也是错误的，因为，从营养角度来看，食物的营养价值与价格并没有直接关系，有的价钱便宜的食物，其营养价值也较高，如胡萝卜与冬笋等。

在现代社会中，很多营养不良实际上并不是营养不足造成的，而是源于营养过剩。以孕妇为例，大家都觉得孕妇是一个人吃两个人的饭，营养一定要充足，结果过犹不及，营养过剩，为自己以及孩子的健康埋下隐患。孕妇营养过剩的一个直接后果就是导致肥胖，不仅增加妊娠糖尿病、妊娠高血压综合征的发生几率，还可能导致巨大儿出生，增加难产的可能性，容易出现产伤。因此，要想让孩子生下来就健健康康的，孕妈妈一定要均衡营养，注意饮食，以控制胎儿的体重。膳食品种要多样化，尽可能食用天然的食品，少食高盐、高糖及刺激性食物，特别是一些高糖水果也不要多吃，最好不要增加饭量，可以多吃些辅食。在孕妇怀孕期间要注意铁、钙、锌的吸收，以确保孕妇和胎儿的健康。

事实上，现在的很多疑难杂症都和营养过剩、不注意锻炼有关。平时，高营养食物吃得过多，而我们的身体并不具备完全消化和吸收它们的能力，所以即使天天吃海参、鲍鱼，这些东西也只会成为身体内一堆没用的垃圾。如果再不积极锻炼身体，垃圾便堆积成有害物质。假如吃饱了不运动，无形中增加了脾的工作量。如果始终不能消化这些营养，慢慢地就会在身体内凝滞成湿气，但人体内并不需要这种湿气，最终使得人体要多调一份元气来把湿气化掉。

据研究，目前引发我国居民死亡的前几种疾病，都与营养过剩有明显关系。通过选择适宜的、多样化的和营养平衡的膳食，再加上适度体力活动和维持适宜的体重，并持之以恒，可以使当前的人类癌症患者减少 30% ~ 40%，就全世界而言，每年可减少 300 万 ~ 400 万癌症病人的出现。

总之，延长你的寿命，就从改变你的饮食开始，改变你的饮食，就从均衡营养、平衡摄取各类营养素开始。

# 什么是均衡营养

均衡营养也称均衡膳食，即指膳食多样化，所含营养素种类齐全、数量充足，营养素之间比例适当，膳食所提供的热能和营养素与机体需要量保持平衡，从而提高各种营养素的吸收和利用，达到合理营养的目的。

简单地说，均衡营养就是保证饮食的全面、平衡、适当。

所谓“全面”，是指各种营养素摄入要全面，食不厌杂，这是构成均衡营养的基础。人体所需的营养素有七大类，四十多个小类，单靠一种或少量几种食物不能提供人体所需的全部营养素。例如，鸡蛋是一种营养比较全面的食品，含有丰富的优质蛋白质、卵磷脂、胆固醇、B族维生素等，但是含维生素C和膳食纤维极少，单纯吃鸡蛋就不能获得充足的营养。但如果吃西红柿炒鸡蛋就能够补充这些不足，达到全面的营养，这就是平衡膳食的一个简单例子。平衡膳食要求人们的食谱尽可能广泛，每日摄取食物的种类应尽可能地多，要注意荤素、粗细、主副食物搭配，花、果、根、茎兼顾，这样才有利于全面营养。

所谓“平衡”，是指各种营养素摄入与人体需要之间相对平衡。儿童肌肉骨骼生长需要大量的蛋白质、钙；运动员需要大量的高能量食物；孕妇需要摄入较多卵磷脂等脂类以满足胎儿脑神经系统的发育；一些病人补入大量维生素C能减轻病情，促进康复；女性由于月经关系比男性对铁的需要量大；一日不同时辰、一年不同季节的不同生活工作节奏和对不同环境的适应需要，所致饮食营养需要也有差异等。对每个人来说，营养摄入过少，不能满足需要，可发生营养不良性疾病；摄入过多，既是浪费又使机体产生负担，产生营养过剩性疾病。家中配置一个体重秤，经常观察自己的体重变化，作为调节摄入量的参考，是很有意义的。

所谓“适当”，是指摄入各种营养之间的配比要适当，在全面和平衡的基础上制定合理膳食搭配。人体元素组成及人体不同状况下对各种营养素的需要量是有一定配比的，只有符合人体需要的搭配才有利于更好地吸收和利用，过多或过少都会影响人体的健康。比如老年人饮食适宜低盐、低糖、低脂，高优蛋白、高纤维素、高维生素。另外，适当服用调节性保健食品是必要的。

总之，只有保证合理膳食，均衡营养，才能更好地促进身体健康。

## 均衡营养，要遵循中国人的特点

一方水土养育一方人，反过来，“一方人”要想获得健康就要遵循“一方水土”的规律，遵循自身的特点。依均衡营养而论，中国人和西方人就不能一概而论，这既取决于双方饮食习惯的差异，同时也取决于各自体质的特色。

根据我国传统膳食的优缺点和平衡营养的需求，我们补充营养时应该遵循以下膳食结构。

### 1. 多吃蔬菜、水果和薯类

蔬菜、水果和薯类都含有丰富的维生素、矿物质、膳食纤维和其他生物活性物质。红、黄、绿等深色蔬菜中维生素含量超过浅色蔬菜和水果，而水果中的糖、有机酸及果胶等又比蔬菜丰富。由丰富蔬菜、水果和薯类组成的膳食，对保护心血管健康、增强抗病能力、预防某些癌症等有重要作用。

### 2. 吃适量的鱼、禽、蛋、瘦肉，少吃肥肉和荤油

鱼、禽、蛋及瘦肉是优质蛋白质、脂溶性维生素和某些矿物质的重要来源，应适量摄入，但不要多吃，否则对健康不利。特别要控制肥肉、荤油的摄入量。

### 3. 吃清淡、少盐的膳食

膳食不应太油腻、太咸或含过多的动物性食物及油炸、烟熏食物，每人每日食盐量以不超过 6 克为宜。吃盐过多会增加患高血压的危险。

### 4. 常吃奶类、豆类或其制品

奶类含钙量高，是天然钙质最好的来源，也是优质蛋白质的重要来源。豆类含丰富的优质蛋白质、不饱和脂肪酸、钙及 B 族维生素，经常吃豆类食物，既可以改善膳食的营养素供给，又可以防止吃肉类过多带来的不利影响。

### 5. 谷类为主好处多多

谷类食物是我国传统膳食的主体，是人体能量的主要来源，

它能提供人体碳水化合物、蛋白质、膳食纤维及 B 族维生素等。在各类食物中应当以谷类为主，并需注意粗细搭配。

**6. 饮酒应限量**

白酒除能量外，不含其他营养素。无节制地饮酒，会使食欲下降，食物摄入减少，以致发生多种营养素缺乏，严重时还会造成酒精性肝硬化。

**7. 食量与体力活动要平衡，保持适宜体重**

控制食量与体力活动是控制体重的两个主要因素。食量过大而活动量不足会导致肥胖，反之会造成消瘦。体重过高易得慢性病，体重过低会使劳动能力和对疾病的抵抗力下降。体力活动较少的人应进行适量运动，使体重维持在适宜的范围内。

## 测一下，你的饮食是否营养均衡

下面自测一下，看看你每天的营养是否均衡，并根据给出的答案制定适合自己的饮食策略。

在下列 16 个问题中，每个问题有三种答案。

（1）经常吃，即几乎每天都吃，分数 2 分。

（2）吃，即一般一周或两周吃 1 次，1 分。

（3）很少吃或不吃，即一个月内偶尔只吃 1 次或基本不吃，0 分。

为了得到准确数据，请如实作答。

1. 你在餐后是否吃水果？

（1）经常吃（2）吃（3）很少吃或不吃

2. 你在副食中吃绿叶或十字花科蔬菜，如菠菜、洋白菜、甘蓝、菜花或西蓝花吗？

（1）经常吃（2）吃（3）很少吃或不吃

3. 在副食中你吃莴苣、西红柿吗？

（1）经常吃（2）吃（3）很少吃或不吃

4. 你在一天中是否喜欢将新鲜水果、干果和罐装水果作为零食？

（1）经常吃（2）吃（3）很少吃或不吃

5. 你喜欢吃全麦面包或杂粮吗？

（1）经常吃（2）吃（3）很少吃或不吃

6. 你喜欢吃黄红色的蔬菜，如胡萝卜或辣椒吗？

（1）经常吃（2）吃（3）很少吃或不吃

7. 你常吃豆类食物，如大豆、豌豆或扁豆吗？

（1）经常吃（2）吃（3）很少吃或不吃

8. 你常用洋葱、大蒜或草药作为调味品并替代一部分食盐吗？

（1）经常用（2）用（3）很少用或不用

9. 你吃深海中的鱼类，如金枪鱼、三文鱼与沙丁鱼吗？

（1）经常吃（2）吃（3）很少吃或不吃

10. 你吃柑橘类水果，如柚子、橙子或橘子吗？

（1）经常吃（2）吃（3）很少吃或不吃

11. 你将瓜子、花生或其他干果作为零食或放在午餐或晚餐中吃吗？

（1）经常吃（2）吃（3）很少吃或不吃

12. 你吃割去肥肉的红肉或用大豆制品、豆类食物或豌豆作为补充铁的来源吗？

（1）经常吃（2）吃（3）很少吃或不吃

13. 你吃低脂奶类食品，如低脂酸奶或低脂牛奶吗？

（1）经常吃（2）吃（3）很少吃或不吃

14. 你在饭馆用餐时，也点蔬菜吗？

（1）经常吃（2）吃（3）很少吃或不吃

15. 你在烹调时，用葵花子油、橄榄油或豆油替代猪油或牛油吗？

（1）经常用（2）用（3）很少用或不用

16. 你饮用水果汁或蔬菜汁吗？

（1）经常饮用（2）饮用（3）很少饮用或不饮用

分数在 0 ~ 10 分，那表明你选择的食物有问题。因此你必须仔细检查你的饮食习惯，选择所提问题中分数高的食物来食用。这一措施不必急于求成，要逐渐改变。

分数在 11 ~ 21 分，那表明你所选择的食物基本是对的，但还可以做得更好。最好你每天都选择或大部分选择吃分数最高类的食物。

分数在 22 ~ 32 分，那表明你所吃膳食中的营养素已经相当好了，一般不必再补充维生素或保健食品，但希望你能够继续保持下去。

## 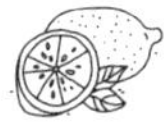小贴士：食物中的各类营养素含量之最

食物中某种营养素的含量高，不一定其营养价值就高，要看它的整体营养素组成及其比例才能确定其营养价值高低。尽管如此，了解一下各种营养素含量较高的食物，对我们还是很有益的，有助于各种食物的合理搭配和重点补充某种特定的营养元素。

动物性食物的蛋白质含量都较高，一般在 20% 左右；植物性食物中，蛋白质含量最高的要数大豆，每百克含 36 克。

脂肪含量最高的动物性食品是猪肉，含 60% 左右；植物性食物是各种油料作物，其中又以芝麻含油最多，达 61%。

糖类含量最高的是各种谷物，其中又以稻米为最高，达 77%；动物性食物中含糖量最高的是羊肝，达 4%。

维生素 A 含量最高的食物是各种动物肝脏和鸡蛋黄，如每百克鸡肝含 50900 国际单位、羊肝含 29900 国际单位、鸡蛋黄含 3500 国际单位。

维生素 $B_1$ 含量最高的食物是花生仁和豌豆，每百克分别含 1.07 毫克和 1.02 毫克。维生素 $B_2$ 含量最高的是羊肝、猪肝和紫菜，每百克分别含 3.57 毫克、2.11 毫克和 2.07 毫克。

维生素C含量最高的食物是鲜枣和辣椒，每百克分别含540毫克和185毫克。

维生素D含量最高的食物是鱼肝油，每百克含8500国际单位。

维生素E含量最高的是麦胚芽油，每百克达149毫克。

含钙元素最多的食物是虾皮，每百克含991毫克。含磷元素最多的食物是虾皮和全脂牛奶粉，每百克分别含有1805毫克和883毫克。

含铁元素最多的食物是黑木耳和海带，每百克分别含185毫克和150毫克。此外，猪肝、牛肾和羊肾中含铁量也是很高的。

含碘最多的食物是海带，每百克含2400毫克。

含锌最多的食物是生蚝和海蛎，每百克含量达到71毫克和47毫克。

# 第二章

# 吃错了，一日三餐成祸首

一个人的身体是由其所摄取的营养素组成的，所表现出来的健康或非健康状态都与其日常的饮食行为有着密不可分的关系，“你即你所食”这句话概括了食物对于人体成长和健康的作用。营养学家指出：未来的你是否健康，就是从你现在所吃的食物开始的，也就是说通过你的一日三餐一口一口地吃出来的，你在进食中塑造自己的身体和健康。因此，管好自己的嘴，合理安排一日三餐，至关重要。

# 从《中国居民膳食指南》说三餐健康

1968年，瑞典提出名为“斯堪的那维亚国家人民膳食的医学观点”的膳食指导原则，对人们的健康产生了积极的效果，于是世界卫生组织和联合国粮农组织建议各国仿效，随后相继有20多个国家公布了各自的《膳食指南》。

我国政府于1989年首次发布了《中国居民膳食指南》，在1997年4月，再次发布了修改后的新的膳食指南。2007年国家卫生部委托中国营养学会制定了《中国居民膳食指南》（2007），体现了国家对提高国民的健康素质的极大关注。

为了更加科学地指导我国居民合理选择、搭配食物，以及吃得更健康、更放心，国家卫生计生委于2016年5月13日发布了《中国居民膳食指南》（2016），书中结合中华民族饮食习惯以及不同地区食物可及性等多方面因素，并且参考其他国家膳食指南，而制定出了符合我国居民健康状况和基本需求的膳食指导建议。新版指南由一般人群膳食指南、特定人群膳食指南和中国居民平衡膳食实践三部分组成，书中针对2岁以上的所有健康人群提出了6条核心推荐，其基本内容如下：

一、食物多样，谷类为主。

二、吃动平衡，健康体重。

三、多吃蔬果、奶类、大豆。

四、适量吃鱼、禽、蛋、瘦肉。

五、少盐少油，控糖限酒。

六、杜绝浪费，兴新食尚。

下面，我们为大家细细解读一下中国居民膳食指南的基本内容。

## 食物多样，谷类为主

任何一种天然食物都不可能提供人体所需的全部营养素，想要做到平衡膳食，日常饮食就必须由多种食物组成，否则就不能满足人体各种营养需求，达到合理营养、促进健康的目的。

对于中国居民来说，在食物多样的基础上，还需以谷物为主。这是因为，谷类食物是我们热量的主要来源。谷类食物中碳水化合物一般占重量的75%～80%，蛋白质含量是8%～10%，脂肪含量为1%左右，另外，还含有矿物质、B族维生素和膳食纤维。选择五谷类食物如饭、粉、面时，要以白饭、汤粉、汤面为主，减少进食炒饭、炒粉、炒面或即食面等含高脂肪的食物，这有助于避免因摄取过多脂肪而导致体重上升。全谷麦类如糙米、麦包等比经打磨的白饭、白面包含更多纤维素和营养。

粗细搭配在这里有两层意思：一是要适当多吃一些传统上的

粗粮，即相对于大米、白面这些细粮以外的谷类及杂豆，包括小米、高粱、玉米、荞麦、燕麦、薏米、红小豆、绿豆、芸豆等；二是针对目前谷类消费的主体是加工精度高的精米白面，要适当增加一些加工精度低的米面。

《中国居民膳食指南》（2016）建议一个成年人每天最好能吃250～400克的谷薯类，其中全谷物和杂豆类50～150克，薯类50～100克。

薯类含有丰富的淀粉、膳食纤维以及多种维生素和矿物质。常见的薯类有甘薯（又称红薯、白薯、山芋、地瓜等）、马铃薯（又称土豆、洋芋）、木薯（又称树薯、木番薯）和芋薯（芋头、山药）等。薯类干品中淀粉含量可达80%左右，而蛋白质含量仅约5%，脂肪含量约0.5%，故具有控制体重、预防便秘的作用。因此，我们在平时要注意增加薯类的摄入。不过，《中国居民膳食指南》也指出，由于薯类蛋白质含量偏低，儿童长期过多食用，对其生长发育不利。

## 吃动平衡，健康体重

我国历代养生家都十分重视节食，主张“食少”。从营养学的角度来看，食多的害处的确很多，除增加肠胃负担引起消化系统疾病外，营养过剩，体肥超重，还可导致多种疾病。一个人如果摄入的能量超过消耗的能量时，便会造成体内能量过剩，多余的能量就会转变为脂肪，堆积在腹部、心脏等脏器和血管壁上，使身体肥胖，气血流通瘀滞，减弱心脏功能，诱发高血压、冠心病、动脉粥样硬化等心血管疾病，还可使胰岛素分泌减少，产生糖尿病。暴饮暴食可引起胰腺大量分泌胰液，造成胰管内压力增高，如同时饮酒，会使胃及十二指肠黏膜充血、十二指肠乳头水肿、胆道口痉挛，发生急性坏死性胰腺炎，出现腹痛、恶心、呕吐等症状，甚至猝死。因此，适当地节制饮食，对健康十分必要。

当然，要保持健康体重，除了控制食量之外，每天还要保持一定的运动量，最好是两者之间有一个平衡。如果进食量过大而运动量不足，多余的能量就会在体内以脂肪的形式积存下来，增加体重，造成超重或肥胖；相反若食量不足，可能由于能量不足引起体重过低或消瘦。体重过高和过低都是不健康的表现，易患多种疾病，缩短寿命。所以，应保持进食量和运动量的平衡，使摄入的各种食物所提供的能量既能满足机体的需要，又不造成体内能量过剩，使体重维持在适宜范围。

《中国居民膳食指南》（2016）提出，人在正常生理状态下，要做到食不过量，控制总能量摄入，保持能量平衡，每周至少5天要进行中等强度的身体活动，累计150分钟以上，主动身体活动最好每天6000步以上，对于久坐者要减少久坐时间，每小时要起来动一动，更有助于维持健康体重。

## 多吃蔬果、奶类、大豆

蔬菜和水果含丰富的纤维素、维生素和矿物质，如维生素 A、维生素 C 和钾。一些深色蔬菜和水果如菜心、菠菜、番茄和木瓜等，可帮助摄取更多维生素和矿物质。蔬菜不宜烹饪太久，这容易造成营养流失。咀嚼困难者可以把蔬菜切成小段，以帮助咀嚼。《中国居民膳食指南》（2016）建议我国成年人每天吃蔬菜 300 ~ 500 克，最好深色蔬菜应点 1/2；水果 200 ~ 350 克。

奶类不仅钙含量高，而且钙、磷比例比较合适，还含有维生素 D、乳糖、氨基酸等促进钙吸收的因子，吸收利用率高，是膳食优质钙的主要来源。研究表明，青少年饮奶有利于生长发育，并推迟其成年后发生骨质疏松的年龄；中老年人饮奶可以减少其骨质丢失，有利于骨健康。《中国居民膳食指南》（2016）建议每人每天饮奶 300 克或相当量的奶制品，如果平时饮奶量更多或有高血脂和超重肥胖倾向者，则建议选择减脂、低脂、脱脂奶及其制品。

大豆，中国古称菽，是一种其种子含有丰富的蛋白质的豆科植物，含有必需脂肪酸、B 族维生素、维生素 E 和膳食纤维等营养素，且含有磷脂、低聚糖，以及异黄酮、植物固醇等多种植物化学物质。大豆最常用来做豆腐、豆皮等各种豆制品。压豆油、炼酱油和提炼蛋白质大豆加工 之后，也可以成为酱油或腐乳。为提高我国农村居民的蛋白质摄入量及防止城市居民过多消费肉类带来的不利影响，《中国居民膳食指南》（2016）建议应经常吃大豆及其制品，适量吃坚果，最好每人每天摄入25 ~ 35 克大豆及坚果类。

## 适量吃鱼、禽、蛋和瘦肉

鱼、禽、蛋和瘦肉都属于动物性食物，是人类优质蛋白、脂类、脂溶性维生素、B 族维生素和矿物质的良好来源。从营养学角度来看，动物性食物中蛋白质不仅含量高，而且氨基酸组成更适合人体需要，尤其富含赖氨酸和蛋氨酸，如与谷类或豆类食物搭配食用，可明显发挥蛋白质互补作用。不过值得注意的是，动物性食物一般都含有一定量的饱和脂肪和胆固醇，摄入过多可能增加患心血管病的危险性。

《中国居民膳食指南》指出，目前我国部分城市居民食用动物性食物较多，尤其是食猪肉的人过多，应调整肉食结构，适当多吃鱼、禽肉，减少猪肉摄入量；相当一部分城市和多数农村居民平均吃动物性食物的量还不够，应适当增加。《中国居民膳食指南》（2016）建议，成人每日摄入量分别为：水产品 40 ~ 75 克，畜禽肉 40 ~ 75 克，蛋类 40 ~ 50 克。

# 少盐少油，控糖限酒

植物油在常温常压下一般为液态，称为油，而动物脂肪在常温常压下为固态，称为脂，二者合称为油脂。在我国居民的饮食习惯中，油脂是必不可少的元素之一，是人体能量的最主要来源。

不过，脂肪摄入过多对身体的危害也是很大的。一是会引起肥胖；二是用油比例不合适，不仅仅会使肥胖增多，血胆固醇也会增高。猪油等动物油脂及黄油都属于饱和脂肪酸，食用过多，不仅易导致血液总胆固醇升高，更重要的是能使“坏胆固醇”即低密度脂蛋白胆固醇增高，直接导致动脉粥样斑块形成。所以人们应尽量少食含饱和脂肪酸的油脂。因此，《中国居民膳食指南》（2016）建议减少烹调油的用量，每人每天烹调油用量最好为 25 ~ 30 克。

除了油脂之外，盐的摄入对健康也很重要。食盐的主要成分是氯化钠，它不仅是人们膳食中不可缺少的调味品，而且是人体中不可缺少的物质成分。但是，食盐摄入过多，也会引发多种疾病，如高血压、水肿、感冒等。研究发现，食盐过多还会使小动脉收缩，有害于心脏。因此，《中国居民膳食指南》（2016）建议大家平时吃菜不要吃得太咸，尤其是老年人与婴幼儿的食物不能过咸，成人每天食盐摄入量最好不超过 6 克，包括酱油、酱菜、酱中的食盐量。

生活中有很多的儿童和女性比较喜欢吃甜食，而甜食中含有大量用白糖和糖浆做成的甜味剂。世界卫生组织（WHO）在调查了 23 个国家人口的死亡原因后得出结论：嗜糖之害，甚于吸烟，长期过量摄入糖分会使人的寿命缩短。世界卫生组织于 2015 年在其官网上公布了糖摄入指南，提出成年人和儿童每天的糖摄入量应降至其摄入总能量的 10% 以下，以预防肥胖、龋齿等健康问题，如进一步降低到 5% 以上，或每天约 25 克（6 茶匙），会对健康有益。《中国居民膳食指南》（2016）中也首次提出了“控糖限酒”，建议每人每天摄入糖不超过 50 克，最好控制在 25 克以下。

此外，最新的《中国居民膳食指南》中还指出了儿童少年、孕妇、乳母均不应饮酒，成人中男性一天饮用酒的酒精量不超过 25 克，女性不超过 15 克。

## 杜绝浪费，兴新食尚

在最新的《中国居民膳食指南》中特别指出要“杜绝浪费”，这主要是基于我国现在从生产到消费环节都存在着巨大的浪费现象，而餐饮业、食堂和家庭更是浪费中的重灾区，这也导致了污染及能源消耗的增加，不利于经济和社会的发展。所以，新的居民膳食指南指出要珍惜食物，按需备餐，提倡分餐不浪费。

为了吃的更健康、更放心，《中国居民膳食指南》（2016）

提倡人们要选择新鲜卫生的食物和适宜的烹调方式，制备好的生熟食物要分开，熟食二次加热时要热透。此外，基于有些人对食物过敏的问题，新的膳食指南也是特别提出了要学会阅读食品标签，合理选择食品，有效预防和减少食物过敏现象发生。

随着人们现代生活节奏的加快，人们外出就餐的比例大大增加，无意中很容易摄入过多的能量、脂肪及盐等，而且也越来越缺乏陪伴家人的机会，所以，新的膳食指南中也提出了要多回家吃饭，享受食物和亲情。

勤俭节约一直以来就是中华民族的传统美德，即使是在物质生活日益丰富的今天，传承这种美德也尤为重要，我们要努力做到节约粮食，健康饮食，传承优良文化，兴饮食文明新风。

## 三餐分配要合理，零食要适当

人的一生，如果按照平均寿命 70 岁计算，要吃进 60 ~ 70 吨的食物。除大量的饮用水以外，其余大多数为植物食品和动物食品。人们通过一日三餐将食物吃进去，经过口腔的咀嚼、胃肠的消化与吸收，从而摄入食物中的各种营养素来维持人体的生命活动。

可以这样说，一个人的身体是由其所摄取的营养素组成的，他所表现出来的健康或非健康状态都与其日常的饮食行为有着密不可分的关系，“你即你所食”这句话概括了食物对于人体成长和健康的作用。营养学家指出：未来的你是否健康，就是从你现在所吃的食物开始的，也就是说通过你的一日三餐一口一口地吃出来的，你在进食中塑造自己的身体和健康。因此，管好自己的嘴，合理安排一日三餐，至关重要。具体原则如下：

（1）早餐提供的能量应占全天总能量的25% ~ 30%，午餐应占30% ~ 40%，晚餐应占30% ~ 40%，可根据职业、劳动强度和生活习惯进行适当调整。

（2）一般情况下，早餐安排在6：30 ~ 8：30，午餐在11：30 ~ 13：30，晚餐在18：00 ~ 20：00进行为宜。

（3）要天天吃早餐并保证其营养充足，午餐要吃好，晚餐要适量。不暴饮暴食，不经常在外就餐，尽可能与家人共同进餐，并营造轻松愉快的就餐氛围。

（4）零食作为一日三餐之外的营养补充，可以合理选用，但来自零食的能量应计入全天能量摄入之中。

## 不吃早餐“六宗罪”

现在的大都市生活节奏很快，很多白领因为早上贪睡而耽误了吃早餐，还有些人甚至为了减肥而故意把早餐省掉。殊不知，不吃早餐对人的身体健康有很大的影响。

具体来说，不吃早餐会给人体造成以下几大危害。

**1. 不吃早餐容易发胖**

一些人尤其是女性怕发胖，为了减肥有意不吃早餐，然而，不吃早餐工作、学习一个上午之后，午餐时必定很饿，食欲大开，容易摄入更多的食物，因此总体能量摄入不但没有减少，反而会增加，根本无助于减肥。其实吃早饭是不容易发胖的，为什么这么说呢？因为上午是阳气最足的时候，也是人体阳气气机最旺盛的时候，这个时候吃饭最容易消化。另外到九点以后就是脾经当令了，脾经能够通过运化把食物变成精血，然后输送到人的五脏，所以早饭吃得再多也不会发胖。

**2. 不吃早餐容易使人变老**

因为早餐提供的能量和营养素在全天能量和营养素的摄取中占有重要的地位，不吃早餐或早餐质量不好，人体只得动用体内贮存的糖原和蛋白质，久而久之，会导致皮肤干燥、起皱和贫血等，加速人体的衰老，严重时还会造成营养缺乏症。

**3. 不吃早餐容易便秘**

在三餐定时的情况下，人体内会自然产生胃结肠反射现象，有利于身体排毒；反之若不吃早餐成习惯，就可能造成胃结肠反射作用失调，发生便秘。身体排毒不畅，毒素在体内积累到一定程度容易化做痘痘，通过这种激进的方式排毒。

**4. 易患胆结石**

空腹时人体胆汁中胆固醇的浓度特别高，早餐引起胆囊收缩，促使胆固醇随胆汁排出。如果不吃早餐，胆汁和胆固醇在胆囊里停留的时间过长，容易沉淀，长此以往容易形成结石。

**5. 易患消化道疾病**

不吃早餐，空腹时间过长，胃酸的分泌紊乱，容易对胃黏膜造成伤害，引起消化道疾病，如胃炎、消化不良、胃溃疡等。对已经患有这些疾病的人来说，不吃早餐会使病情加重。

**6. 易患心脑血管疾病**

长期不吃早餐还会使血液胆固醇增高，易患心肌梗死和中风等。祖国医学认为，早晨7点至9点是胃经当令之时，经脉气血是从子时一阳初生，到卯时的时候阳气就全升起来了，那么这个时候人体需要补充一些“阴”的东西，而食物就属于阴，所以此时吃点早饭就像贵如油的春雨，它可以有效补充人体所需之阴。

所以，我们一定要养成吃早饭的习惯。

## 理想早餐应注意

既然早餐一定要吃，那么如何吃才是科学理想的呢？其实，无非以下两点。

**1. 就餐时间**

早饭一定要吃，但什么时候吃呢？有些人说，既然是早饭，当然吃得越早越好，这些人吃早饭的时间一般都在五六点钟，别人还在梦乡的时候。也有些人说，一起来就吃早饭难受，而且也吃不下，所以往往是先买了早饭等到10点来钟再吃。其实以上两种做法都是错误的，前面我们说7点至9点是胃经当令之时，这个时候吃早饭最好，既能保证营养吸收，又不会使人发胖。

2. 食物选择

中医讲究“早吃咸晚吃甜”，因为咸入肾，早吃咸会调动人的肾精和元气，提高人的精气神，精神一整天。所以我们早饭尽量吃些咸味的东西，实在不行就喝上一杯淡盐水。

此外，要想让早上吃的食物迅速转变成血液津精，源源不断地供给全身的每一个器官，就避免饼干、面包之类的干食，因为经历了一夜的消耗，人体的各种消化液已经分泌不足，此时如果再食入饼干、面包等干食，就会伤及胃肠的消化功能，降低血液津精的生成与运输。所以我们早饭要吃粥、豆浆之类的“流食”。

西方的营养学里有一种叫“要素饮食”的方法，就是将各种营养食物打成粉状，进入消化道后，即使在人体没有消化液的情况下，也能直接吸收。

需要大家特别注意的是，早饭千万不能吃油炸食物。因为油炸类食品脂肪含量高，肠胃难以承受，容易出现消化不良，还易诱发胆、胰疾患，或使这类疾病复发、加重。此外，多次使用过的油里往往会有较多的致癌物质，如果常吃油炸食品，可增加患癌症的危险。

# 每日饮食午餐为主

经过一个上午紧张的工作或学习，从早餐获得的能量和营养不断被消耗，需要进行及时补充，为下午的工作或学习提供能量。因此，午餐在一日三餐中起着承上启下的作用。午餐提供的能量应占全天所需总能量的 30% ~ 40%。

俗话说“早吃好,午吃饱,晚吃少”,恰恰强调了午餐的重要性。当然，“吃饱”不是目的，而是为身体提供充足的营养，那么，怎样才能做到这一点呢？根据营养专家分析，一份健康的午餐应具备以下元素：

（1）选择不同种类、不同颜色的蔬菜类。

（2）食物应以新鲜为主，因为新鲜食物的营养价值最高。

（3）多进食全麦食品，避免吸收过高热量和脂肪。

（4）应尽量少食盐。

如果长时间坚持上述健康的饮食方式，不仅患疾病的几率降低，而且寿命还有可能比预期延长 15 年。

有关专家根据以上基本原则，结合上班族的客观状况，提出了工作午餐的“五不主义”，相信更具有切实的指导意义。

**1. 不能只吃水果**

有些女性上班族为了让自己苗条一些，中午就用水果代替正餐。殊不知，大部分水果的铁、钙含量都较少，如果长期拿水果当正餐吃，营养就会不均衡，还易患贫血等疾病。所以，奉劝这类上班族一定要改变这个不良习惯，以免影响自己的健康。

### 2. 不能吃得过快、过饱

午饭吃得过快，不但不利于机体对食物营养的消化吸收，还会增加胃肠道的“加工”负担。如果吃饭求速度，还将减缓胃肠道对食物营养的消化吸收过程，从而影响下午脑力或体力工作能力的正常发挥。同样，如果吃得过饱，就会增加胃肠的负担，不利于工作，也不利于健康。

### 3. 不能吃得太辣

适量吃辣椒能开胃，有利于消化吸收，但不能食用过量。太辣的食品对于患胃溃疡的人就不合适，对口腔和食管也会造成刺激。吃得太多，容易令食道发热，破坏味蕾细胞，导致味觉丧失。

### 4. 不要喝酒

酒对人的大脑有强烈的麻痹作用，中午饮酒会降低下午的工作效率。完成不了工作，必须靠加班，这势必会造成身体的疲劳，对第二天的工作效率又会产生影响，久而久之就会形成恶性循环。所以，上班族中午最好不要喝酒。

### 5. 不能只吃面食

有些上班族习惯中午只吃面，方便面也好，牛肉面也罢，如果中午仅吃一碗面，其中蛋白质、脂肪、碳水化合物三大营养素的摄入量是不够的，至于矿物质、维生素等营养素更是缺乏。再说，由于面食会很快被身体吸收利用，饱得快饿得也快，对于下午工作强度大的人来说，它们所提供的热量是绝对不够的。所以，午餐爱吃面食的上班族一定要适当地再吃点蔬菜、水果等，以均衡营养。

## 理想的六种午餐食物

对于一般人来说，由于工作等客观条件的限制，午餐很难吃得更健康，但也并非绝对办不到。吃午餐时有意识地选择食物的种类，可以起到营养平衡的作用。

营养专家认为，理想的午餐食物有以下六种。

**1. 抗衰老抗癌食品——西蓝花**

推荐理由：西蓝花富含抗氧化物维生素 C 及胡萝卜素。科学研究证明，十字花科的蔬菜是最好的抗衰老和抗癌食物。

**2. 最佳的蛋白质来源——鱼肉**

推荐理由：鱼肉可提供大量的优质蛋白质，并且消化吸收率极高，是补充优质蛋白的最佳选择。同时，鱼肉中的胆固醇含量很低，在摄入优质蛋白的同时不会带入更多的胆固醇。有研究表明，多吃鲜鱼还有助于预防心血管疾病。

**3. 降脂食品——洋葱**

推荐理由：洋葱可清血，有助于降低胆固醇。

**4. 抗氧化食品——豆腐**

推荐理由：除了瘦肉和鱼虾类食物外，豆腐也是良好的蛋白质来源。同时，豆类食品含有一种被称为异黄酮的化学物质，是一种有效的抗氧化剂。请大家记住，“氧化”意味着“衰老”。

**5. 保持活力食物——圆白菜**

推荐理由：圆白菜也是开十字花的蔬菜，维生素 C 含量很丰富，同时富含纤维，能促进肠胃蠕动，让消化系统保持年轻活力。

**6. 养颜食物——新鲜果蔬**

推荐理由：新鲜果蔬中含有丰富的胡萝卜素、维生素 C 和维生素 E。胡萝卜素是抗衰老的最佳元素。胡萝卜素能保持人体组织或器官外层组织的健康，而维生素 C 和维生素 E 则可延缓细胞因氧化所产生的老化。此外，这些富含膳食纤维的新鲜蔬果还能促进大肠健康，帮助排毒。

当然，除此之外，午餐主食一定不能缺少，尤其是下午要进行体力活动的人，最好多吃点米、面，其中的碳水化合物释放能量缓慢，能够长时间地维持体力。坐在办公室里的人则应多吃粗粮，粗粮中的膳食纤维虽然不能被人体消化利用，但能通肠化气、清理废物，促进食物残渣尽早排出体外。

## 晚餐应清淡至上

在日常生活中，常见一些人由于白天忙于工作，晚餐时全家团聚，菜肴丰盛，吃得很饱。殊不知，长期如此进食，会带来严重后果。

营养专家认为，晚餐不能不吃，但要以清淡的食物为主。如果晚餐比较油腻，多余的油脂摄入可引起血脂升高，进而导致动脉粥样硬化和冠心病。多余的蛋白质摄入可增加胃肠、肝脏和肾脏的代谢负担，对于有肝肾疾病的患者非常有害，时间长了还会导致许多消化系统、心血管系统疾病。

除了清淡之外，营养专家建议晚餐还应注意以下几点。

**1. 晚餐不能吃得过晚**

午餐吃的食物，在胃内停留 3 ~ 5 小时就可消化完，如果 12 点吃午饭，那么下午 6 点就应该吃晚饭，否则会有饥饿感。如果晚餐吃得过晚，不久就上床睡觉，不但会因胃肠的紧张蠕动难以入睡，睡着后还容易多梦，影响大脑休息。

**2. 晚餐不宜吃得过饱**

有的人觉得晚餐是补充早餐和午餐的不足，而且距第二天早餐时间较长，往往会多吃点。可是，人吃了晚餐后一般没有大的活动，稍休息一下就睡觉，当人体处于休息状态，而支配消化活动的迷走神经却比较兴奋，消化功能旺盛，吸收的多余糖分可转化为脂肪堆积于体内，使人发胖；晚餐吃得过饱，胃肠充盈，会压迫胰胆管开口，甚至使胆汁流入胰脏，胆汁激活胰蛋白酶原，会产生自体消化，从而导致胰腺炎；入睡后血流缓慢，血脂容易沉积到血管壁上，这是导致动脉硬化、冠心病的重要原因；晚餐吃得过饱，摄入大量热能，可使人的葡萄糖耐力降低，久而久之，易患糖尿病。

### 3. 晚餐不宜只吃干食

有的老年人怕夜间多尿，晚餐就只吃干食，不敢多喝稀饭，这对健康很不利。因为人在睡觉时血流慢，体内血液中水分少，会加速脑血栓的形成。

### 4. 晚餐不宜食用含咖啡因的饮料或食物

不少人睡不好的原因是咖啡喝得太多了。咖啡因会刺激神经系统，使呼吸及心跳加快、血压上升，它也会减少具有催眠作用的褪黑激素的分泌，早晨来杯咖啡或茶，或是午后喝罐可乐，也许能让你从睡意中振奋精神，但是一些对咖啡因敏感的人，即使只是在下午喝杯热可可，也足以使他们在午夜时分辗转难眠。此外，咖啡因的利尿作用也会使你在半夜频频跑厕所，如此一来，想睡个好觉的希望恐怕会落空。

那么，晚餐应该如何吃才科学呢？营养专家给出了五个建议。

建议一：每周 7 天晚餐餐饮食谱必须保证多种花色品种，每顿晚餐需要 2 个素菜、1 个荤菜、1 个汤和 1 碗米饭；

建议二：每天摄入的油一般不要超过 25 克，即在半两以内；

建议三：健康餐饮提倡喝汤，但不宜喝茶，因为浓茶中含有大量咖啡因；

建议四：不提倡吃得太辣，但青椒可以吃，因为其中有丰富的维生素 C 和很好的营养成分；

建议五：餐饮中使用的调味品要少，提倡多吃自然食物，不追求口感，同时，餐饮中盐分也不宜太多。

## 晚餐不科学，易得八种病

午餐作为正餐的习惯早已被打破，晚餐成了中国现代家庭中最重要的一顿饭。一些家庭在晚上八九点钟，甚至十点才吃晚餐。有的人加班熬夜后把晚餐和夜宵放在一起，吃完后马上睡觉。这些不好的习惯是引起多种疾病的“罪魁祸首”，其危害是不容忽视的。

晚餐摄入不当，很容易导致多种疾病，最常见的疾病有以下八种。

**1. 肥胖症**

晚餐过饱，血中糖、氨基酸、脂肪酸浓度就会增高，再加之晚上人们活动量小，热量消耗少，多余的热量在胰岛素的作用下合成脂肪，逐渐使人发胖。

**2. 高脂血症、高血压病**

大量的临床医学和研究资料证实，晚餐经常进食荤食的人比经常进食素食的人血脂要高 3 ~ 4 倍。而患高脂血症、高血压病的人，如果晚餐经常进食荤食，等于火上浇油，使病情加重或恶化。

**3. 糖尿病**

中老年人如果长期晚餐过饱，反复刺激胰岛素大量分泌，往往造成胰岛素细胞负担加重，进而衰竭，诱发糖尿病。

### 4. 冠心病

晚餐经常摄入过多热量，可引起血胆固醇增高，过多的胆固醇堆积在血管壁上，久而久之就会诱发动脉硬化和冠心病。

### 5. 急性胰腺炎

如果晚餐暴饮暴食，容易诱发急性胰腺炎，使人在睡眠中休克，若抢救不及时，往往危及生命。如果胆道有结石嵌顿、蛔虫梗阻、慢性感染等，则更容易诱发急性胰腺炎而猝死。

### 6. 肠癌

晚餐过饱，必然有部分蛋白质不能被消化吸收，这些物质在肠道细菌的作用下，产生一种有毒有害的物质，再加之睡眠时肠壁蠕动减慢，相对延长了这些物质在肠道的停留时间，促进大肠癌的发生。

### 7. 尿道结石

研究认为，尿道结石与晚餐太晚有关。这是因为尿道结石的主要成分是钙，而食物中含的钙除一部分被肠壁吸收外，大部分排出体外。据测定，人体排尿高峰一般在饭后 4 ~ 5 小时，如果晚餐过晚，排尿高峰期人处于睡眠状态，尿液全部潴留在尿道中，久而久之就会形成尿道结石。

### 8. 神经衰弱

晚餐过饱，必然造成胃肠负担加重，紧张工作的信息不断传向大脑，使人失眠、多梦等，久之易引起神经衰弱等疾病。

## 每天足量饮水，合理选择饮料

水作为膳食的重要组成部分，不仅参与人体的构成，而且发挥着许多重要的生理作用。如果把体内的水看成是一条河，生命的各种新陈代谢活动就在其中航行。如果没有水，新陈代谢活动就不能进行，各种营养素就像散落在干涸河床上的沙砾。

家中的白开水其实是最好的饮料，科学家研究发现，白开水进入人体后可以立即发挥新陈代谢功能，调节体温，输送养分，增进免疫功能。习惯喝白开水的人，体内脱氧酶活性高，肌肉内乳酸堆积少，不容易产生疲劳。饮水还应达到一定的量，《中国居民膳食指南》（2016）指出，健康成年人每天需要水 1500 ~ 1700 毫升（7 ~ 8 杯），要多饮用白开水和茶水，不宜饮用含糖饮料。另外还要根据具体情况调整饮水量。如在发烧、服药时需要多喝一些水。如果因运动量大而出汗过多，可在白开水中适量加些盐。

专家认为喝水“适时”也很重要。一般人都是渴了才想起来喝水，其实当我们感觉到渴时，细胞已经处于不同程度的脱水状态了，此时新陈代谢会变得紊乱，血液中的毒素也会增多，免疫力自然也会减退，所以我们应随时注意为身体补充必要的水分，不要等渴了再喝。

在现代社会，我们会接触到很多饮料，作为水的补充。与白开水相比，饮料确实具有口感的优势。不过，在喝的时候还是需要合理地选择，如乳饮料和纯果汁饮料含有一定量的营养素和有益膳食成分，适量饮用可以作为膳食的补充。有些饮料添加了一定的矿物质和维生素，适合热天户外活动和运动后饮用。有些饮料只含糖和香精香料，营养价值不高。而多数饮料都含有一定量的糖，大量饮用含糖量高的饮料，会在不经意间摄入过多能量，造成体内能量过剩，故喝饮料要有所节制。

## 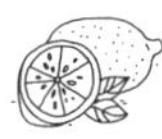 小贴士：饭前喝汤，胜过药方

有人喜欢饭后喝汤，并美其名曰“灌缝”；有人习惯饭前喝汤，称之为“垫底”。从健康角度考虑，一前一后，大有讲究。

中国人的用餐习惯一般是先吃主食，然后喝些菜汤；西方人的用餐习惯是先喝点汤，再吃主食。在西方国家就餐，餐桌上最先上的是汤，其饮食习惯可见一斑。

两种不同的用餐习惯，究竟哪一种更科学、更合理呢?

健康谚语“饭前喝汤，胜过药方”，是有科学道理的。

这是因为：从人的口腔、咽喉、食道到胃，就像一条长长的管道，是食物必经之路，在吃饭之前，如果先喝几口汤，就好像给这条必经之道加了点“润滑剂”，食物就能顺利下咽，防止干硬的食物刺激消化道黏膜。

在吃饭时，不时喝点汤水也是有益的，可以稀释和搅拌食物，

从而有助于胃肠对食物的消化、吸收。如果饭前不喝汤，饭时也不进点汤水，在饭后就会因胃液大量分泌使体液丧失过多而口渴。感到口渴才喝水，就会冲淡胃液，影响食物的消化、吸收。

研究发现，养成饭前或吃饭时不断喝点汤水的习惯，可以有效地减少食道炎、胃炎等疾病的发生。资料表明，常喝各种汤、牛奶、豆浆的人，消化道也最容易保持健康状态。

“饭前喝汤，苗条健康”，其道理就在这里。饭前喝汤，汤流到胃里去了，通过迷走神经反射到脑干的食欲中枢，食欲中枢神经的兴奋就会下降，饭量可以减少 1/3。如果没有汤，择点菜用开水冲一冲，先喝掉，食欲也会下降。喝汤之后，吃饭的速度就会降下来，细嚼慢咽，就能少吃不少东西。

饭后喝汤，越喝越胖。因为吃饱饭再喝汤，胃被撑得很大，加上汤里有很多脂肪，热量高，所以饭后喝汤就会越喝越胖。

喝汤对人体有很多好处，现代饮食似乎进入了一个“汤补”的阶段。但是，汤喝得不对“路”，也会导致疾病。

### 1. 不要喝 60℃以上的汤

喝温度太高的汤，存百害而无一利。人的口腔、食道、胃黏膜最高能忍受 60℃的食品，超过此温度，会烫伤黏膜。虽然喝汤烫伤后，人体有自行修复的功能，但反复损伤极易导致上消化道黏膜恶变，甚至诱发食道癌。

因此，喝 50℃以下的汤更为宜。

### 2. 汤不能与饭混在一起吃

很多人喜欢用汤泡饭，这种习惯非常不好。在吃饭咀嚼的时候，口腔会分泌大量的唾液，润滑食物，同时唾液有帮助肠胃消化食物的功能。如果长期吃汤泡饭，日久天长，会减退人体的消化功能，导致胃病。

因此，汤不能与饭混在一起吃。

# 第三章

# 零食和甜食，吃对了就有营养

很多人喜欢吃零食和甜食，尤其是女人和孩子。大部分人在这一问题上往往是持否定态度，尤其是孩子的家长，总认为零食、甜食都是垃圾食品，对身体健康有百害而无一利。实际上，这种观点并不正确。零食吃得过多一定会损害健康，但合理地食用零食，则能成为三餐外摄取营养的一种方式。吃零食和甜食的关键在于，选择吃什么、在什么时间吃。

## 吃零食都不健康吗

在讨论零食是否健康之前，我们要先弄清一个概念，即什么是零食？一般情况下，人们习惯将生活中除了一日三餐中被称为正餐的食物外，其余的一律称为零食。实际上，用营养学比较严谨一点的说法应该是：非正餐食用的少量食物或饮料，不包括饮水。

在日常生活中，很多人都喜欢吃零食，有些人尤其是孩子，甚至一天到晚零食不离口。但值得注意的是，大部分人在吃零食这一问题上往往是持否定态度的，尤其是孩子的家长，总认为吃零食就如同成年人吸烟、酗酒一样，对身体健康有百害而无一利。实际上，这种观点并不正确。

诚然，零食吃得过多一定会损害健康。首先，经常吃零食，胃肠就要随时分泌消化液，每次又分泌不多，这样到吃正餐的时候，消化液就分泌不充足，不能使食物得到很好的消化，影响正常营养的吸收，容易造成营养不良和胃口不好的现象。其次，由于零食中酸、甜、咸各种味道的强烈刺激，常可导致我们的味觉迟钝，以至于一般的饮食根本不足以引起食欲，导致长期食欲不好；最后，吃零食能加重胃肠的负担，使胃肠经常处于紧张状态中，胃肠得不到休息，因而会减弱消化器官的工作能力，引起消化不良症。另外，有些零食只是味道鲜美，而营养成分单调，长此下去则会导致营养不良。

不过，这并不意味着，一切零食都不利于健康，应该一律拒绝。以儿童为例，营养专家指出：少年儿童正处在生长发育阶段，加上胃肠发育不完善，运动消耗较大，一日三餐有时很难满足其营养需求，零食不失为三餐外摄取营养的一种方式。研究发现，儿童从零食中获得的热量达到总热量的 20%，获得的维生素、矿物质、铁质分别占总摄食量的 15%、20%、15%。同时，吃零食时由于细嚼慢咽，可以促进唾液分泌，有利于帮助消化。有的儿童正餐吃得太少，饥饿时吃些糖果、饼干或饮料，可避免诱发低血糖、胃炎、胃溃疡等疾病。另外，适当吃些零食，特别是咀嚼果类食品对牙齿是一种锻炼，并能使牙齿自洁，可减少牙周病、蛀牙、牙菌斑等疾病的发病率。

除儿童之外，怀孕女性也需要适当吃些零食。孕妇由于特殊情况，营养需要量高于一般同龄人，但由于怀孕后期胎儿压迫消化系统，食后饱胀感重，以致影响食入量，营养不足会直接危害胎儿和孕妇。此时可以采用吃零食的办法，即常说的采用“少量多餐”的办法来解决这一问题。

老年人适当吃些零食对身体健康有益处。因为老年人的消化系统功能减退，如胃液分泌减少及消化道各种消化酶分泌减少，导致消化和吸收功能在一定程度上降低。在这种情况下，如果仍然是一日三餐，就不能满足老年人对营养素的需要。因为消化机能减退，每餐吃得太饱一时难以消化吸收，给胃肠道带来较多负担，常常会出现消化不良的症状。如果每餐吃七成或八成饱，在两餐之间感到饿了，吃一点易消化、富于营养的零食，既保证了老年人的正常营养需要，又不会给胃肠造成过重负担。

某些病人，首先是糖尿病患者，也适于用零食补充营养。糖尿病人一顿吃得多会造成血糖迅速持续升高，对病情不利，故应将一日三餐的食量分为六餐或七餐来吃。再就是胃肠系统疾病患者，如胃炎等疾病患者的消化能力较弱，一次食入大量食物会加重胃肠负担，不仅消化吸收不理想，有时甚至会加重病情，因此正餐不宜吃得过饱，餐间吃些零食。

当然，吃零食也是很讲究的，不是想吃什么就吃什么，在下面的内容中我们为大家一一详解。

## 合理吃零食的三大原则

饮食一定要有规律、讲原则，否则过犹不及，就会对身体产生伤害，零食自然也不例外。一般来说，在吃零食这个问题上，一定要遵循以下三个原则，这样才能在品尝美味的同时给身体补充营养、增加健康。

**1. 不要让零食喧宾夺主**

在现实生活中，许多儿童零食不离口，走路时吃、做作业时吃、看电视时吃、聊天时还吃。这样吃零食不仅影响了正餐，甚至代替了正餐。有的时候这种情况甚至会延续到成年。无论如何，请一定要谨记：人体所需要的营养主要通过一日三餐获得，零食只是一种补充，因此零食不能无节制地吃，否则健康堪忧。

我们知道，人体消化系统的工作是有规律的，当进食食物达到一定数量后，胃部就会出现饱足感。此时，我们对食物就不会再有欲望。过一段时间之后（一般 2 ~ 4 个小时），胃里的食物基本排空，胃肠就要加快蠕动，胃液、肠液和胆汁就要加快分泌，这就给大脑发出了信号——我饿了。此时，人就会出现饥饿感，我们就需要进餐。但对那些零食不离口的人来说，他们的胃里不断有食物进入，总不能被排空。这样，在吃正餐时，他们就会缺乏食欲，吃得很少甚至根本不吃。由于正餐进食太少，很快又会出现饥饿，他们就要再吃零食。久而久之，人体消化系统正常的工作节律被破坏，消化功能紊乱，必然会影响他们的身体健康。

**2. 合理安排吃零食的时间**

一般来说，零食的最佳食用时间在两餐之间，即上午九、十点钟和下午三、四点钟，离正餐时间已有 2 个多小时。由于儿童代谢较成人快，此时，他们可能会出现轻微的饥饿感。如果能够让他们适量地吃些零食，就会起到防止饥饿和增加营养的作用，也不会出现影响正餐进食的情况。

不少人在晚餐之后边看电视边吃零食，或者边听音乐边吃零食，更有甚者躺在床上吃零食，这非常不利于健康。睡前吃零食，一是会增加胃肠负担，影响睡眠；二是如果不注意刷牙，残留在牙缝中的食物残渣会不利于牙齿健康，长期下去会生龋齿；看电视时尤其注意控制吃零食的量，如果不加控制，容易不知不觉地吃进太多，长此以往会导致体重超标，身体素质下降。

**3. 注意零食的营养搭配**

零食五花八门，主食类有饼干、面包、蛋糕、汉堡包和方便面等。水果类就更多了，不同季节可以有不同选择。此外，还有各类奶制品、饮料、肉脯、坚果类零食等。可以说，零食各有特点，但要注意搭配，不要只吃一种食品。因为零食提供的能量和营养远不如正餐食物均衡、全面，而且所含的糖及能量又明显高于正餐，所以，选择零食也要讲科学，根据自身的情况，挑选有益的食品。比如，饼干、面包和蛋糕是用面粉、糖和少量的油制作的，含有丰富的碳水化合物和B族维生素，如果清晨匆匆上班，没顾上吃早餐，就应该选择这类食品，因为它们能为大脑细胞提供能量，提高工作效率。水果含有丰富的维生素、矿物质和膳食纤维，但含蛋白质、脂肪很少，经常吃不同种类的水果可增进食欲，帮助消化，治疗便秘，对人体健康非常有益。如果三顿正餐已吃了足量主食，休息时不妨吃个水果，它们含有丰富的维生素C，可以增强人体免疫力。奶类含有丰富的优质蛋白质、钙、比例合适的氨基酸等。酸奶不但营养丰富，还易于消化吸收，尤其适合乳糖不耐受者。每天喝一些牛奶或酸奶，可以获得丰富的蛋白质和钙。

总之，从零食本身来说，应该是无害的，如果说吃零食有害的话，那是因为我们自身贪食或过于偏食，或者零食的脂肪、糖分含量过高，影响了正常的三餐进食，影响了消化和吸收。因此，对零食应该采取科学的态度，既不大力提倡又不能禁止，要适时、适度、适量。

## 选择零食的三个等级

那么，怎样选择零食才能趋利避害呢？《中国儿童青少年零食消费指南》根据零食类别与是否有利于健康，将零食划分为“可经常食用”“适当食用”“限制食用”三个推荐级别。

**1.“可经常食用”的零食**

营养素含量丰富，同时是低脂肪、低盐和低糖的食品或饮料。这些零食既可提供一定的能量、膳食纤维、钙、铁、锌、维生素C、维生素E、维生素A等人体必需的营养素，又避免儿童摄取过量的脂肪、糖和盐分，属于有益健康的零食。主要包括以下几种。

蔬菜水果类零食：新鲜蔬菜、新鲜水果。如西红柿、黄瓜、香蕉、梨、桃、苹果、柑橘、西瓜、葡萄等。

奶及奶制品：纯鲜牛奶、酸奶等优质的奶类零食，可以作为正餐中奶类食物摄入不足的重要补充。

坚果类零食：在制作时不添加油脂、糖、盐的花生米、核桃仁、瓜子、大杏仁及松子、榛子等。

豆及豆制品零食：不添加油脂、糖、盐的豆浆、烤黄豆等。

谷类零食：加油脂、糖、盐较少的煮玉米、无糖或低糖燕麦片、全麦饼干等零食是纤维素的极佳来源。这类食物不仅脂肪少、能量低，而且含有大量的营养素，如 B 族维生素、维生素 E、钾、硒和铁等。

肉类、海产品、蛋类零食：水煮蛋等在制作时没有添加油脂、糖、盐的零食。

薯类零食：在蒸、煮、烤薯类零食时，不添加油脂、糖、盐就可以经常食用。

饮料类零食：新鲜蔬菜瓜果榨出的汁，如鲜榨橙汁、西瓜汁、芹菜汁、胡萝卜汁等。

### 2.“适当食用”的零食

这些零食营养素含量相对丰富，但在加工制作过程中，使用了大量食用油、盐、糖、酱油、味精等调味料，是含有一定的脂肪、添加糖或盐等的食品或饮料。主要包括以下几种。

蔬菜水果类零食：海苔片、苹果干、葡萄干、香蕉干等用糖或盐加工的果蔬干。

奶及奶制品：奶酪、奶片等奶制品。

坚果类零食：一旦上面所说的坚果穿上油脂、糖、盐的“外衣”，就属于“适当食用”的零食了，如琥珀核桃仁、鱼皮花生、盐焗腰果等。

豆及豆制品零食：经过加工的豆腐卷、怪味蚕豆、卤豆干等。

谷类零食：蛋糕、饼干等，因其添加了脂肪、盐、糖。

肉类、海产品、蛋类零食：牛肉干、松花蛋、火腿肠、肉脯、卤蛋、鱼片等。因为这些零食含有大量的食用油、盐、糖、酱油、味精等调味品，过量或长期食用会对人体造成伤害。

薯类零食：甘薯球、甜地瓜干等，在制作时添加了较多的油脂、糖、盐。

饮料类零食：果汁，在制作过程中加了糖，并且果汁含量超过 30% 的果（蔬）饮料，如山楂饮料，以及杏仁露、乳酸饮料等。

冷饮类：甜度低并以鲜奶和水果为主的冷饮，如品质较好的鲜奶冰淇淋、水果冰淇淋等。

糖果类零食：巧克力含有较高脂肪和能量，但是也具有丰富的营养，能预防心血管疾病、增强免疫力、降低血液中的胆固醇水平等，尤其是黑巧克力的脂肪含量较其他巧克力少，建议可以适当食用。

### 3.“限量食用”的零食

从营养学角度，这些零食是含有或添加较多油、糖、盐的食品和饮料，提供能量较多，但几乎不含其他营养素。经常食用这样的零食会增加超重、肥胖、患高血压以及其他慢性病的风险。这类零食主要包括以下几种。

蔬菜水果类零食：罐头、蜜饯。如水果罐头、果脯等零食含有较多糖，而且制作中损失了部分营养素，要限量食用。

奶及奶制品：炼乳等通常含糖较多的食品。此处该强调的是乳饮料、乳酸饮料不属于奶类，不可以替代纯牛奶。

谷类零食：膨化食品、奶油夹心饼干、方便面、奶油蛋糕等。含有较高脂肪，而且高盐、高糖。

肉类、海产品、蛋类零食：炸鸡块、炸鸡翅等。

薯类零食：炸薯片、炸薯条等。因为在烹调过程中大大增加了能量，不仅损失了部分营养素，有些还含有毒性物质丙烯酰胺。

饮料类零食：甜度高或添加了鲜艳色素的高糖分汽水等碳酸饮料。

冷饮类：甜度非常高、色彩鲜艳的冷饮。

糖果类零食：含糖量很高的糖果，如奶糖、水果糖等，提供能量较多，并且容易引起龋齿，不利于口腔健康，属于限量食用级别，建议尽量少吃。

## 有关零食的几个误区

关于零食，有一个最大的误区，就是误认为吃零食是一种不健康的习惯，我们在前面已经讲过了。除此之外，日常生活中其实还有许多有关零食的误区。下面，我们选一些常见的误区介绍给大家，希望能够引起大家的注意。

**误区一：果冻是一种富含营养的零食**

果冻中没有脂肪，并含有一些水溶性膳食纤维，少量食用并没有坏处，也不会让你发胖，但你千万不要指望用它来“增加营养”。

营养专家认为，多吃果冻不仅不能补充营养，甚至会妨碍某些营养素的吸收。目前，市场上销售的果冻基本成分是一种不能为人体吸收的碳水化合物——卡拉胶，并基本不含果汁，其甜味来自精制糖，而香味则来自人工香精。

**误区二：黑巧克力防心脏病，可放心多吃**

营养专家认为，巧克力一般都含有牛奶和糖分，而且成分相当高，是高热量、高脂肪、高糖分的食物，对人体产生的负面影响是相当严重的，需要引起注意。而黑巧克力之所以对身体有益，主要来自可可豆中的有益成分类黄酮。我们吃的大多数巧克力的原料可可豆都经过加工，去掉了其中的类黄酮，以去掉苦的味道（类黄酮稍带苦味），因此，不要以为大量吃巧克力就可预防疾病。

因此，吃巧克力应抱着浅尝即止的态度，不贪吃、不多吃，偶尔随兴吃吃。或是在过年过节时，当做一种生活情趣，应景少吃。

**误区三：坚果营养丰富，可多吃**

杏仁、核桃、开心果、腰豆、花生等坚果类零食，一般被认为属于营养丰富的零食，所含纤维素及蛋白质都很丰富，B 族维生素及维生素 E 含量也都高，于是大家认为，多吃坚果对身体有益，可以放心吃。实际上，虽然坚果类零食营养高，但其脂肪含量也很高。比如，50 克瓜子仁中所含的热量相当于一碗半米饭，如果食用过量就会有发胖的危险。

**误区四：常喝果汁可替代新鲜水果**

很多人都喜欢用果汁来代替水果，觉得吃水果很麻烦，而且喝果汁在人们的观念中也很有营养，所以人们都喜欢用果汁来代替水果，殊不知这种观念是错误的。

专家认为，果汁会减少人们对水果中富含的纤维素的摄取。而这些纤维素具有预防和减少糖尿病、心血管疾病等的保健功效，还能有效地刺激肠胃蠕动，促进排便。而且，吃新鲜水果比较有饱腹感，喝果汁则不知不觉让你摄入的热量过高。所以想减肥的人，还是选择新鲜水果哦！

**误区五：蜜饯、果脯有营养，可代替水果**

有人认为，桃脯、杏脯、芒果干、黄梨干、话梅等蜜饯、果脯是由天然水果制作的，自然也含有水果中的营养素，可以像水果一样多吃。实际上，蜜饯、果脯在加工过程中，往往加入了太多的糖或是盐，也有些果脯等食品中可能还含有防腐剂、色素、香精等，经常食用会影响健康，如话梅等零食的含盐量就很高，多吃无益，长期摄入大量的盐分会诱发高血压。另外，一些蜜饯、果脯虽然营养丰富，但是含糖量也高，一些慢性病患者如糖尿病患者就不宜多吃。

**误区六：鱼干和肉干中脂肪含量比鲜肉低，多吃无妨**

肉干和鱼干，就是肉或鱼经过调味和干燥制成的产品。随着水分含量的降低，其中的营养物质得到浓缩，蛋白质含量高达45%以上。所以，它们是补充蛋白质的好食物。不过，如果以为吃肉干和鱼干越多越好，那可就想错了。

营养学家认为，鱼干和肉干虽是补充蛋白质的好食品，但同时也是一种高热量的食物，大量食用肉干、鱼干和吃肉吃鱼没什么区别。大量食用肉干、鱼干，其所含的蛋白质一旦超过人体的利用能力，还可能导致形成致癌物质，威胁到人们的健康。

## 甜食到底该不该吃

自古以来，“甜”绝对是一个美好的字眼，比如“甜美”“甜蜜”“香甜可口”等，凡是与“甜”字相关的词，都是那么美好。然而，自从“甜”与“肥”联系起来之后，各种健康问题都找到了甜食的头上。

那么，甜食究竟该不该吃呢？我们就以下两个问题来探讨一下。

**1. 什么是甜食**

从字面理解，甜食自然就是甜味的食品，而甜味则是人们生下来就有的一种味觉上的感受，给生下三天的婴儿喂甜水，他的脸上会露出很甜蜜的笑容；给他苦味的话他马上就很不愉快，也就是说人生下来就喜欢甜味。

事实上，人们对甜食的恐惧并非源自甜味，而是因为甜味很大程度上来自糖。我们通常所说的糖指的是蔗糖、玉米糖，它是一种纯能量的物质，吃了以后可以提供能量，使人感到有劲，但是它没有蛋白质，没有脂肪，没有维生素，也没有矿物质，所以我们称之为一个空的能量食物，没有其他营养作用。除了糖之外，还有一些甜味剂，如木糖醇、糖精等，所以甜食并不能和糖完全划等号，如果担心糖分摄入过多，完全可以吃一些不含糖的甜食。

**2. 粮食和糖之间的关系**

单纯就糖而言，它其实也是人体必需的一种能量物质。我们知道，粮食里面主要的成分是碳水化合物，而碳水化合物又叫糖类化合物，它到了身体里会变成葡萄糖。而我们一般称为糖的是蔗糖，蔗糖到了身体里也会变成葡萄糖。葡萄糖从维持人的生命来讲能够产生能量，是身体内不可缺少的。从这个角度来说，如果吃糖对人体有害的话，那么吃粮食同样对人体有害。人之所以会发胖，是因为吃进去的能量大于消耗的能量，而并非因为吃糖。只要保持能量的收支平衡，人体就是健康的。

总而言之，糖和甜食不是不可以吃，而是要适量。那么，怎样吃才算适量呢？按世界卫生组织的标准，一个人每天吃的总能量，由外加的糖提供的应该不超过 10%，也就是说假如总能量是 2000 卡的话，那么糖提供的就是 200 卡，所以不要超过 50 克。

# 应该吃甜食的五种情况

我们都知道，糖是一种营养成分，能够为人体提供能量。因此，当人体需要能量补充的时候，吃一些甜食可以快速解决这个问题。

在日常生活中，遇到以下五种情况，是需要吃甜食的。

**情况一：运动前**

人体在运动过程中，付出大量体能，而运动前又不宜饱餐，这时，适量吃些甜食可满足人体运动时所需的一定量的能量供应。

**情况二：过于疲劳与饥饿时**

这时体内热能失去过多，人体虚弱，吃些甜食，其中糖可比一般食物更快地被血液吸收，迅速补充体能。

**情况三：头晕恶心时**

这时饮糖分高的水，可提高血糖，增强抗病能力。

**情况四：糖尿病低血糖时**

由于过分控制糖分摄取而出现低血糖导致的休克症状时，饮糖水或其他甜性饮料，可使患者度过危机。

**情况五：呕吐或腹泻时**

这时病人肠胃功能紊乱，有脱水症状，如喝一些盐糖水，有利于肠胃功能的恢复。

不过，值得注意的是，有些情况也是需要禁食甜食的，如饱餐以后吃甜食最易使体重增加，且过多的糖会刺激胰岛素分泌，易诱发糖尿病。睡前、饭前，将甜食当做每日的常规食品，都可导致牙病、食欲下降和发胖。

## 甜食这么吃不发胖

减肥者最难过的就是不能随便吃甜食，想想告别那香香甜甜的巧克力蛋糕、慕斯、提拉米苏蛋糕、奶油饼干，真是心有不甘啊。其实，只要吃得有方法，吃得聪明，享受美味与维持身材是绝对可以兼得的。下面就来教大家几招尽享甜食也不会发胖的秘诀吧。

**1. 甜食要留到早上吃**

晚上睡觉前吃甜食，这真的很不好，因为我们吃的甜食中的糖必须通过运动来代谢，所以晚上吃甜食容易肥胖。甜食爱好者们完全可以尝试在早晨和上午吃自己所喜欢的甜食，在上班前吃点甜食，不但心情好，甜食提供的热量还能抵御上班路上的寒冷。

通常，吃甜食绝对不能狼吞虎咽，点心、零食吃得越快，血糖上升得就越快，热量就越无法消耗，就会停留在体内转变成脂肪。因此，慢慢享受甜点有助于热量的消耗，而且对稳定情绪有帮助。

早晨或者上午吃的甜食，你会用一天的工作和运动来代谢分解它，在这样的条件下，100 ~ 200 克水果、50 ~ 100 克蛋糕或者饼干、一小块巧克力，这些吃了都等于没吃一样，就看你会不会节制了。

如果上午的甜食吃多了，那么在中午和晚上最好多吃一些蔬菜，帮助消化的同时也分担了糖摄入量高的压力。

**2. 果糖代替蔗糖**

虽然说果糖和蔗糖都能引起肥胖，但是果糖更甜，果糖的甜度值通常接近 200，而蔗糖只有 100 左右，相差大约 1 倍。这也就意味着你的用量可以更少，还可以达到更好的效果。果糖和蔗糖的热量不相上下，但是果糖转换成脂肪的速度比蔗糖慢，意味着你有更多的时间去代谢它。

蜂蜜和苹果糖就是很常见的果糖，当你烤蛋糕或者是曲奇的时候，就不要再放砂糖了，改放一些蜂蜜或者苹果糖，也会别有一番风味。

**3. 高热量甜点饭后吃**

除了早晨和上午的时间，尽量避免空腹吃甜点，因为空肚子的时候，热量吸收的效果是最好的，而且很容易在不知不觉中就吃多。高热量点心如芝士蛋糕，则放在饭后吃比较好，因为与用餐中的食物纤维一起消化，热量吸收会比较少，且不容易吃太多。但是晚餐以后吃甜点是一定要杜绝的。过了晚餐之后，身体对热量的吸收具有神奇的力量，如果吃了甜点或油炸零食当夜宵，又马上上床睡觉，那么糖就很容易转化成脂肪留在你的体内，危害比任何时候都要大。

此外，疲劳的时候要避免吃甜食，因为甜食会消耗身体的 B

族维生素，让身体更加疲劳，无形中也会增加赘肉。

**4. 逛逛食品添加剂店面**

假如你酷爱甜食，假如你体重超标，假如你控制不了自己的糖勺，那么你可以去食品添加剂商店转转。用做甜味剂的甜菊糖与甜蜜素，甜度往往是蔗糖的几倍，并且属于植物提取，对身体不会造成损害。而木糖醇的甜味比较柔和，甜度和蔗糖相当。这些“代糖”都可以作为我们平时制作甜点的原料。它们虽然很甜，但是热量却几乎为零，化学性质也与糖完全不同，所以不用担心吃了以后会肥胖，更不用担心它对牙齿有损害。

甜味剂更适合做果冻、布丁，或者熬制罐头，口感和香味比糖更好。值得注意的是，甜蜜素等甜味剂不能长期代糖，因为它没有任何营养，长期食用而不吃糖的话，身体很容易低血糖。比较好的方式是与蔗糖穿插食用。

## 糖尿病患者可以吃哪些糖

由于单糖、双糖及含糖量高的饮食血糖指数较高，不利于血糖的控制，糖尿病患者需控制进食此类糖。作为日常调味品，可以选用以下几种甜味剂。

**1. 菊糖**

菊糖又名甜叶菊，主要含甜菊糖苷，它的甜度比蔗糖高300倍，但是不提供热量，还有防龋齿的功能，适用于糖尿病、冠心病、肥胖症和高血压病患者服用。但是菊糖略带少许苦味，一些人可能会不习惯食用。

**2. 纽特健康糖**

纽特健康糖是一种新型高强度甜味剂，主要成分为阿斯巴甜，亦称氨基酸糖。1克纽特健康糖仅产热量4卡，因用量小，故所产生热量可忽略不计。纽特健康糖具有与蔗糖类似的天然甜味，可用于冲牛奶、豆浆、咖啡，或拌水果、凉菜以及烹饪各种菜肴，制作各式糕点等，被现在西方国家采用较多。纽特健康糖的市场价格较高，其使用成本则较其他糖代品稍高些，并且不宜用于150℃以上烹调。

**3. 元贞糖**

元贞糖是由蛋白砂糖、甜菊糖、罗汉果糖及甘草甜素等制成的蔗糖代用品，成本较高。它甜度较高，不会产生热量，未发现毒副作用，也可以说是糖尿病、高血压病、冠心病及高脂血症等患者的专用甜味剂。我们在饮用牛奶、豆浆、咖啡等饮品时可以放入，代替白砂糖来调味。

**4. 木糖醇**

木糖醇可用做糖尿病患者专用食品的糖代品，因为它吸收率极低，在体内代谢过程中不需要胰岛素的参与。木糖醇的甜度是蔗糖的一半，在国外，它当做白砂糖的代用品已有多年。过去曾有人说它有降糖作用，但这是缺乏科学依据的。木糖醇同样也可以提供热量，但不宜多用，一天不要超过 50 克，食用过多还会引起腹泻。

### 5. 高纯度果糖

果糖是一种营养性甜味剂，在人体中代谢时，比葡萄糖较少消耗胰岛素，可直接被小肠所吸收，随血液到肝脏储存，亦不会引起血脂、血糖升高。高纯度果糖较为适合糖尿病患者食用，其用量小、甜味浓、口感好，又不至于引起血糖的剧烈波动。但果糖不宜长期吃和大量吃，每天仅限 10 ~ 20 克为好，否则也会对血糖造成影响。

### 6. 罗汉果

罗汉果是一味中药，有清肺止咳、润肠通便之功，其主要成分为罗汉果苷，甜度约是蔗糖的 300 倍，甜味类似菊糖，浓郁芬芳可口，也是糖尿病患者的优良天然糖代品。

### 7. A–K 糖

A–K 糖即乙酸磺酸钾，是一种新的人工合成甜味剂，甜度为蔗糖的 200 倍，在体内不被分解代谢，不产生热量，不影响血糖及胰腺功能，以原形排出体外，无毒性。据称，A–K 糖将有可能成为糖尿病患者使用最为广泛的一种甜味剂。但在食用前应请教糖尿病专科医师。

### 8. 糖精

糖精是人们最为熟悉的化学合成甜味剂，甜度强于蔗糖 300 倍。糖精进入人体后，不被组织代谢，仍保持原形从肾脏排出。

动物毒理试验表明，糖精有弱的致癌性，故已被美国食品与药物管理局禁用，但是国内外还没有发现其真正致人患癌的相关报导。

## 反式脂肪酸——藏在美味里的杀手

反式脂肪酸，又称为反式脂肪、逆态脂肪酸或转脂肪酸，是一种不饱和脂肪酸。动物制品或乳制品中所含的天然反式脂肪相当少；如果用天然脂肪反复煎炸，也会生成小量的反式脂肪。事实上，我们现在所食用的反式脂肪主要来自经过部分氢化的植物油。

自 20 世纪 80 年代欧美国家发现长期使用反式脂肪酸可能会导致冠心病等心脏疾病之后，人们对反式脂肪酸不断进行研究，发现它与天然动物油脂相比，对健康的有害程度一点也不小。

研究结果显示，对于心血管疾病的发生发展，反式脂肪酸负有极大的责任，它导致心血管疾病的几率是饱和脂肪酸的 3 ~ 5 倍，甚至还会损害人们的认知功能。此外，反式脂肪酸还会诱发肿瘤（乳腺癌等）、哮喘、2 型糖尿病、过敏等疾病，对胎儿体重、青少年发育也有不利影响。有专家进行过这样一个比喻：如果在一份看上去“大油大肉”的浓汁肉排和一盘用人造脂肪做出来的炸薯条之间进行取舍，那么选择前者更有利于健康。

很多人虽然认识到反式脂肪酸对人体健康的危害，但却不能确切地说出反式脂肪酸的来源，大多数人认为，反式脂肪酸主要存在于风行街头的“洋快餐”中。果真是这样吗?

事实上，生活中一些常见的食物，都含有反式脂肪。首先，油炸食品，如方便面、薯片、薯条等，都含有反式脂肪；其次，一些含有油脂尤其是人造油脂的加工食品，如方便汤、冷冻食品（如汤圆）、烘焙食物（如饼干等）、各种即冲型糊粉状食品（如粉状麦片、椰子粉、芝麻糊粉等），以及各种奶油糖、花生酱、巧克力酱中都有反式脂肪的身影。

除此之外，起酥面包里含“起酥油”，低档巧克力含“代可可脂”，一些面包和酥点中含“麦淇淋”，微波炉爆米花和一些膨化食品中都含有氢化植物油，总之，各种高度加工食品和煎炸食品，几乎都藏有反式脂肪。饮料中，珍珠奶茶、咖啡伴侣主料之一就是植脂末，其主要成分是含反式脂肪的氢化油。

当然，这并不意味着所有加工过的食品都有反式脂肪酸。那么，我们应该怎么看呢?

最好的方法是看食品组分，如果一种食品标示使用转化脂肪、氢化棕榈油、人造植物黄油等，那么这种产品含反式脂肪酸。食品包装成分种类标示一般是按照含量高低顺序排列，如果以上名称出现在产品前面，可推测反式脂肪含量高。

一般来说，口感很香、脆、滑的多油食物就可能使用了部分氢化植物油，富含氢化植物油的食品就可能有反式脂肪酸，如饼干、巧克力派、蛋黄派、布丁蛋糕、糖果、冰淇淋等。还有速食店和西式快餐店的食物也常常使用氢化油脂。现制现售的奶茶尤其要注意，因为它“乳化”“滑润”的状态特性需要氢化植物油。

另外，反式脂肪酸也并非只存在于加工食品之中，一些天然食物也会含有一些反式脂肪酸，如牛羊肉、乳及乳制品，不过这些天然反式脂肪酸是否有害还不能确定。

## 教你认识几种食品添加剂

所谓“民以食为天，食以安为先”，这是人人都懂的大道理，但是，近几年，社会上频频出现关于食品安全的大事件，让人们心中充满不安，总觉得这一切都是食品添加剂惹的祸，然而，在现代生活中，我们的生活已经离不开食品添加剂了，如果因为个别食品安全事件，就把所有的食品添加剂都视为洪水猛兽，是不公平的。下面，我们就带领大家去认识几种常用的食品添加剂。

**1. 人工合成色素**

目前，人工合成色素大多用于青红丝、果味粉、罐头、果子露汽水、配制酒等食品中。人工色素摄入过多的风险是加剧孩子的多动症症状。所以，儿童是最应该避免摄入人工色素的人群。但是，很多食品制造商为了吸引儿童，在许多儿童食品中添加多种人工色素，对此，家长应该提高警惕，在为儿童选择食品时，应该尽量不选择那些色彩过于鲜艳的食品。

### 2. 阿斯巴甜

作为增甜剂，阿斯巴甜被广泛地用于水果罐头、风味酸奶、八宝粥、果冻、面包等食品中。很多人都担心阿斯巴甜会导致癌症、癫痫、头疼以及影响智力。但是，大量的科学研究表明，阿斯巴甜与上述的几种疾病并没有直接的联系。虽然，阿斯巴甜的甜度是白糖的200倍，但是，被用在食品中的量极其微小，所以，阿斯巴甜不会像白糖那样增加我们日常膳食中的热量。

### 3. 高果糖玉米糖浆

高果糖玉米糖浆是一种由玉米制成的糖浆，它不仅被广泛添加在糖果之中，在碳酸类饮料中也颇为常见。社会上有一种观点认为，食用高果糖玉米糖浆会提高患肥胖症和2型糖尿病的风险。但是，从严格意义上来说，高果糖玉米糖浆不能算做食品添加剂的一种，它和蔗糖一样都是糖，都有热量，只是它的口味比蔗糖更清甜，并具有保水性，在喝了这种糖浆配制的饮料之后，人们不会产生饱腹感，就会不知不觉地多喝，从而增加了肥胖的几率。

### 4. 苯甲酸钠

苯甲酸钠是一种比较常用的防腐剂，它一般用于酱油、酱菜、果酱、腐乳、果子露、汽水、罐头等食品中，同时也有助于医药、工业各种药品以及日用品如牙膏、工业印泥及黏胶剂等防腐。有一些食品专家认为，饮料中含有的苯甲酸钠与维生素C结合在一起可能会相互作用，继而生成苯，而苯是一种致癌物，对人体有很大害处。但是，这种说法目前尚未得到化学专家的认同。而且，苯甲酸钠在人体内能自行代谢，通过尿液排出，并不会对人体造成过大伤害。

其实，我们每天通过呼吸而从空气中吸进体内的苯比喝饮料时摄入的苯要多得多。不过，专家建议，因为苯甲酸钠在人体内主要是通过肝脏进行代谢，所以，肝脏功能不好的人，就要少喝含有苯甲酸钠的饮料。

**5. 亚硝酸钠**

亚硝酸钠也是一种防腐剂，在肉类加工中被广泛使用。我们常吃的香肠、肉罐头等食品中都含有这种添加剂。亚硝酸钠能够抑制肉毒杆菌的繁殖，对肉类具有一定的防腐作用。但是它有一定的食用风险：有些人认为摄入大量的亚硝酸钠有罹患胃癌的风险。

我们国家对食品中亚硝酸钠的使用有严格的要求：在肉制品中，亚硝酸钠最大用量为每千克加 0.15 克，在香肠中只允许每千克加入 0.03 克。所以，只要不是经常且大量地食用这些加工肉制品，就不会过多地摄入亚硝酸钠。

为了追求味觉上的享受和方便快捷，人们就难免会和食品添加剂进行过多的接触，所以，大可不必把食品添加剂看做是毒药或洪水猛兽，只要懂得适度、适量就可。食品专家建议：与其为了某些食品添加剂而惶恐不安，不如多吃些新鲜的、天然的、保质期较短的、口味清淡的、色泽朴素的食物，这样的话，自然就会远离过多的添加剂，也能够得到更多的营养成分。

## 没有添加剂，食品会更优质吗

食品添加剂虽然为人类的饮食安全带来很多前所未有的问题，但不可否认的是，食品添加剂大大地促进了食品工业的发展，它被誉为“现代食品工业的灵魂”“食品工业创新的秘密武器”，如果没有食品添加剂的出现，我们吃的食品也一样会有各类安全问题出现。食品添加剂给食品工业和人类健康也带来许多益处。

**1. 防止食品腐败变质，有利于食品保藏**

食品中除了食盐等少数物质，其他来自动植物的各种生鲜食品，若不及时加工或加工不当，往往会造成腐败变质，会给人类的经济和健康带来很大的损失，这时就需要防腐剂、抗氧化剂的加入。

防腐剂可以防止微生物滋生所引起的腐败变质，延长食品的保存期限，从而防止由微生物污染而引起的食物中毒。而抗氧化剂能阻止或推迟食品在空气中氧化变质，提高食品的稳定性和耐藏性，同时还可防止有害油脂自动氧化产物的生成和酶促褐变和非酶褐变，对食品的保藏具有一定意义。

从前许多受地域所限、不能流通的食品，如鲜鱼、鲜奶、鲜肉，如今都可以千里迢迢地走遍各地，如果没有防腐保鲜类的食品添加剂是不可能办到的。

**2. 改善食品的感官性状**

衡量食品质量主要是看食品的色、香、味、形状和质地。有些食品加工后有褪色、变色的现象，有些食品的风味和质地也会发生改变。所以，人们会适当地使用护色剂、着色剂、漂白剂、食用香料、乳化剂、增稠剂来提高食品的感官质量，满足人们的不同需要。

**3. 保持或提高食品的营养价值和提高产品质量**

对人类而言，食品应该为人体提供营养。一些食品添加剂在防止食品腐败变质的同时，还能够在一定程度上保持食品的营养价值。

在加工过程中，食品会有一定程度的营养素损失。所以，人们会在食品加工时适当地添加一些天然营养素，如食品营养强化剂、品质改良剂，它们可以大大地提高食品的营养价值。这些添加剂对防止营养不良和营养缺乏、促进营养平衡、提高人们的健康水平具有重要的意义。

**4. 增加食品的品种和方便性**

现在，超级市场中已经拥有多达万种的食品供消费者选择，这些食品大多是通过一定的包装和加工方法进行处理，它们大多是防腐、抗氧、乳化、增稠以及着色、增香、调味乃至其他各种食品添加剂配合使用的结果。这些食品给人们的生活和工作带来极大的方便。

社会的现代化发展要求一些食品能够节约时间、使用方便，工业化的主食、食品半成品、方便食品的发展就是为了配合现代化发展的需要。

**5. 有利于食品的加工操作**

食品加工时使用的消泡剂、凝固剂等添加剂有利于食品的加工操作。对于我国来说，食品添加剂对我国传统主食的工业化生产有很大意义，让我国的传统主食如米饭、面条、馒头、烧饼，由手工制作进步为工业化生产。可见，食品添加剂对开发工业化传统食品具有十分重要的作用。

**6. 作为配料满足特殊人群的需要**

我们都知道，食品应该尽可能地满足人们的不同需求。比如，糖尿病人不能吃糖，在适合糖尿病人的无糖食品中就会使用无营养甜味剂或低热能甜味剂，如用三氯蔗糖或阿力甜取代蔗糖，或用山梨糖醇、木糖醇。而对于缺碘地区来说，加碘食盐可以防止当地居民患缺碘性甲状腺疾病。近年来，人们正大力开发某些功能性物质如黄酮类物质，希望作为功能性添加剂来满足人们的需要。

食品添加剂对人类的生活有着很大的作用，所以我们不能说，没有添加剂，食品就会更优质，要学会全面、客观地看待食品添加剂。

## 食品添加剂存在哪些安全问题

物质的毒性都是相对而言的，同一种化学物质，会由于使用剂量、适用对象、使用方法的不同而产生不同的毒性。而有些有毒的物质，在一定剂量内使用还可成为治病的良药。这就是人们常说的“剂量决定毒性”。对于食品添加剂来说，也是如此。使用食品添加剂要在一定的范围内，如果超过了规定的安全限量和使用范围，那么无害的食品添加剂也会变成有毒物质，对人体健康产生巨大危害。常见的食品添加剂安全问题，主要有以下几种。

**1. 甜味剂使用超标**

蜜饯、果脯、山楂羹、茶饮料、易拉罐装碳酸饮料中都含有一定量的甜味剂，如果其中的甜味剂添加量超标，就有可能致癌。

甜味剂是指给食品增加甜味的食品添加剂。糖醇类的甜味剂所具有的甜度与蔗糖差不多，但其热值较低，和葡萄糖有不同的代谢过程，常被用于某些特殊的用途，适合糖尿病人作为糖类替代品食用，所以如木糖醇、麦芽糖醇、甘露醇等甜味剂常被列为食品添加剂。

在我国颁布的《食品添加剂使用卫生标准》中，有这样的规定：木糖醇可根据正常生产的需要用于食品中，适用于高血压、糖尿病、肥胖症等特殊人群食用。

还有一些非糖类甜味剂被用做食品添加剂，它们甜度很高，用量极少，热值很小，有些又不参与人体的代谢过程，常被称为非营养性甜味剂，是甜味剂的重要品种，如糖精钠、甜蜜素、阿斯巴甜、安赛蜜等。但糖精钠的安全性一直存有很大的争议。20世纪70年代，通过动物实验，研究人员发现糖精钠对动物有致膀胱癌的可能性。但是，经过后续的研究发现，若在允许用量范围内使用，糖精钠对人体是无害的。

目前在我国，糖精钠在酱菜、饮料、冰淇淋、糕点、饼干等食品中允许最大使用量为每千克添加 0.15 克，在瓜子中允许最大使用量为每千克添加 1.2 克，在话梅、陈皮中允许最大使用量为每千克添加 5.0 克。

### 2. 漂白剂使用过量

漂白剂是一种能够破坏或抑制食品的发色因素，使食品褪色或免于褐变的物质。目前，在食品中使用的漂白剂多为二氧化硫、亚硫酸、硫黄及其盐类化合物。它们通过自身产生的二氧化硫来使冰糖、食糖、蜜饯、干果、粉丝、蘑菇、果酒、葡萄酒、竹笋等食品达到漂白或防腐的目的。

漂白剂除了可以改善食品的色泽，还有杀菌、抑菌等多种作用，在食品加工中应用很广。但漂白剂这类物质通常都具有一定的毒性，必须在控制使用量的同时，严格地控制它们在食品中的残留量。我们国家标准要求：二氧化硫在食物中的残留量必须小于 0.1 克 / 千克。而我们在采购时也要格外注意，仔细嗅闻看有无含硫异味再购买。

### 3. 过氧化苯甲酰使用超标

过氧化苯甲酰超标多发生在面粉上。它的危害是：过量的过氧化苯甲酰会使面粉中的营养物质遭到破坏，同时会产生一种叫做苯甲酸的物质。而苯甲酸只能在肝脏中进行分解，过量食用过氧化苯甲酰会对肝脏功能造成不同程度的损害。

我国允许使用过氧化苯甲酰，它不但具有一定的氧化漂白作用，可使面粉增白，还具有一定的熟成作用。国家标准规定：过氧化苯甲酰在食品中最大使用量为0.06克/千克。但是，实际生产中，有一些企业盲目追求面粉的色泽洁白，从而在面粉中过量添加过氧化苯甲酰，将对人体健康产生不利的影响。因此，我们在购买面粉和挂面时，要看清楚，并不是颜色越白越好，当面粉白得过分时，我们就要想想其中是否添加了过量的过氧化苯甲酰。

## 注意，这些不是食品添加剂！

近年来，关于食品安全问题的报道几乎天天可见，在经历了苏丹红、孔雀石绿、三聚氰胺、瘦肉精等事件后，人们对食品添加剂有了强烈的戒备心理，看着食品包装袋上的配料表里满满地写着各种添加剂的名称，人们吃起食品来真是越来越不放心了。

其实，并不是所有添加在食品中的物质都能够称为食品添加剂，下面我们列举的这些物质，就不属于食品添加剂，而是属于食品中的非法添加物。

### 1. 苏丹红

近年，“苏丹红”事件闹得沸沸扬扬。有报道称，某快餐中含有苏丹红，随后，又有报道称在辣椒粉和辣椒酱中检测出苏丹红，同时在一些产品如香肠、泡面、熟肉、馅饼等也可能存在苏丹红。

听到这个名字，老百姓一时都不明白这“苏丹红”到底是什么东西，为什么会在食品中检测出来。苏丹红并不是食品添加剂，而是一种化学染色剂。它主要用于石油、机油和其他一些工业溶剂中，能够使其他物质增色，同时，它也用于鞋、地板等的增光。

苏丹红的化学成分中含有一种叫萘的化合物，这种物质具有一定的致癌性，并且对人体的肝脏和肾脏具有明显的毒性作用。

苏丹红Ⅰ号是一种人工合成的化学制剂，科学家通过实验发现，苏丹红Ⅰ号会导致鼠类患癌症，在针对人类肝细胞研究中也显现出其可能致癌的特性。另外，研究表明，苏丹红还具有遗传毒性、致敏性，它的代谢产物苯胺具有血红蛋白毒性。目前，全世界大多数国家都明令禁止将其用于食品生产，我国也明文禁止将其用于食品生产。

虽然苏丹红会增加食用者患癌症的风险，但目前仍无法确定一个安全范围。专家建议，偶然摄入含有少量苏丹红的食品，对人体健康造成危害的可能性很小，致癌的危险性也不大，但如果经常摄入含较高剂量苏丹红的食品就会增加其致癌的危险性。

**2. 孔雀绿**

孔雀绿又名严基块绿、碱性绿、孔雀石绿。孔雀绿一般有两种：一种是天然的矿石，呈翠绿或草绿色的块石，主要用于炼钢和颜料；另一种是孔雀绿染料，属于人工合成的有机化合物，常用于羊毛、丝绸、皮革的染色。

有一些渔民为防治鱼类感染真菌、寄生虫而对鱼类使用孔雀绿，还有一些运输商用孔雀绿来消毒，以延长鱼类在长途运输中的存活时间。孔雀绿进入人类或动物体内后，可以通过生物转化，还原成脂溶性的无色孔雀绿。研究发现，在给小白鼠注射无色孔雀绿104周后，其肝脏肿瘤明显增加。孔雀绿还能引起动物肝、肾、心脏、脾、肺、眼睛、皮肤等脏器和组织中毒，而且孔雀绿对妊娠兔子有致畸作用。

因为孔雀绿有致突变、致畸和致癌的危险，并能在鱼体内长时间残留，所以，许多国家禁止将其作为食用鱼的兽药使用。我国也将孔雀绿列入《食品动物禁用的兽药及其化合物清单》，但是，我们在买鱼的过程中，如何辨别被孔雀绿污染的鱼类呢？

（1）看鱼鳞的创伤处是否着色。受过伤的鱼经过浓度大的孔雀绿溶液浸泡后，创伤面会发绿，严重的还会呈现青草绿色。

（2）看鱼的鳍。在正常情况下，鱼鳍应该是白色，而被孔雀绿溶液浸泡后的鱼鳍容易着色。

（3）如果发现通体色泽发亮的鱼应格外警惕，不要随便购买。

**3. 瘦肉精**

瘦肉精不是兽药，也不是食品添加剂，它在临床上主要用做平喘药，并对心脏有兴奋作用，对支气管平滑肌有较强而持久的扩张作用。瘦肉精口服后较易被胃肠道吸收。但是，研究表明，如果长期食用瘦肉精，就可导致染色体畸变，严重的会诱发恶性肿瘤。在我国已经有明确的条文规定，严禁在动物饲料中添加瘦肉精。

瘦肉精在动物体内能够重新分配营养物质，同时促进动物生长、提高瘦肉率、降低脂肪沉积、提高饲料报酬等作用。但是，瘦肉精如果作为饲料添加剂，使用剂量必须要在人用药剂量的10倍以上，才能达到提高瘦肉率的效果。可见，瘦肉精作为饲料添加剂用量大、使用时间长、代谢慢，所以动物从屠宰前到进入市场销售，体内的瘦肉精残留量都很大。而这个残留量通过食物进入人体后，人体会渐渐积蓄这些毒素。

瘦肉精属于非蛋白质激素，耐热，会在动物组织内形成残留，尤其是在动物的肝脏等内脏器官残留较高。人类食用后将直接危害人体健康，会出现肌肉震颤、心慌、头疼、战栗、恶心、呕吐等症状，对高血压、心脏病、甲亢和前列腺肥大等疾病患者危害更大，严重的可导致病人死亡。

## 关于三聚氰胺的那些事

近年来，不断在奶粉、鸡蛋中检测出三聚氰胺，而食用了含有三聚氰胺奶粉的婴幼儿患上了肾结石；此外，我国出口的宠物饲料致使猫狗死亡，也因其中含有三聚氰胺。种种新闻报道铺天而来，一时间，人人闻“三聚氰胺”而色变。想到我们日常饮食中多了这样一类危害性极大的添加物，真是心里极不踏实。

那么，三聚氰胺到底是什么呢？

三聚氰胺是一种用途广泛的有机化工原料。三聚氰胺是它的学名，别名又称蜜胺、氰尿酸胺、三聚氰酰胺，主要是用来制作三聚氰胺树脂。三聚氰胺本身具有优良的耐水性、耐热性、耐电弧性及优良阻燃性。我们常见的是三聚氰胺用于制作装饰板，也用于氨基塑料、黏合剂、涂料、币纸增强剂等。

三聚氰胺作为一种化工原料，是不允许被添加到食品中的，所以在我国现有的食品质量检测标准中不会包含关于三聚氰胺检测的相应内容，也就是说目前三聚氰胺检测并无任何国家标准。

由于食品业和饲料工业中关于蛋白质含量测试方法的缺陷，三聚氰胺常被不法商人当做添加剂添加在食品中，用来提升食品检测中的蛋白质含量指标，因此，有人也称三聚氰胺为“蛋白精”。

但是，由于三聚氰胺不溶于水，所以，不法商贩很难将它掺入鲜奶中，比较容易的造假方式就是在生产奶粉的过程中兑入，三聚氰胺是一种白色的结晶粉末，没有什么气味和味道，所以掺入奶粉后也不易被发现。

专家指出，三聚氰胺是有毒物质，通过动物实验表明，长期摄入会造成生殖及泌尿系统的损害，形成膀胱结石及肾结石，并可进一步诱发膀胱癌。有科学研究指出，人体摄入三聚氰胺的剂量和临床疾病之间存在着明显的量效关系。婴幼儿对三聚氰胺最大的耐受量为每千克奶粉 15 毫克。根据美国食物及药物管理局的标准，人体可容忍摄入三聚氰胺的剂量为每日 0.63 毫克 / 千克体重。而对于由三聚氰胺引起的泌尿系统结石，目前尚无特效的解毒剂，临床上主要是依靠对症治疗与支持治疗，必要时可以考虑外科手术干预，来解除患儿的肾功能慢性损害的风险。

在家中自行检测三聚氰胺的方法：

（1）用热水按比平常浓的分量冲奶粉，充分搅拌到不见任何凝块，然后放入冰箱，将奶静置、降温。

（2）准备一块黑布和一个空的玻璃杯。把黑布蒙在空杯口上作为过滤器。

（3）将降温后的奶从冰箱中取出，倒在黑布上过滤。

（4）如果发现有白色的固体颗粒滤出，则用清水多冲洗几次，排除其他可溶物质。

（5）多次冲洗后，仍发现有白色晶体，就可以将这些晶体放入清水中，该晶体如果沉入水底，那就很可能是三聚氰胺，说明这种奶粉不能再喝了。这种方法虽然可能无法发现奶粉中微量的三聚氰胺，不过微量的三聚氰胺使孩子得结石的可能性也低得多，但这种方法还是可以为奶粉把把关。

## 怎样减少添加剂的危害

近年来，人工合成的食品添加剂被大量地应用于食品中，有些商贩甚至滥用、乱用食品添加剂。而近年来不断发生的食品安全事件让消费者很快意识到食品添加剂可能给人类的健康带来危害，随着毒理学和化学分析等科学技术的发展，人们逐渐发现不少食品添加剂对人体有害，随后还发现有的添加剂甚至可以使动物和人类致畸和致癌，所以很多国家和地区都曾出现过“食品安全化运动”和“消费者运动”，提出禁止使用食品添加剂。目前，世界各国也开始加强对食品添加剂的科学管理，让食品添加剂走向安全使用的轨道。

随着食品工业的不断发展，人工合成添加剂的种类越来越多，使用范围也越来越广：改善肉制品色泽的硝酸盐类、面点制作时加入的色素、让面点更松软的膨松剂、各种水果口味的香精和色素、让面制品颜色更白的脱色剂、能够延长食物保质期的防腐剂等。

要知道，食物加工的过程越精细复杂，其中使用的食品添加剂种类就会越多。对于我们消费者来说，为了避免过多地接触食品添加剂，应该尽量食用那些加工方法简单的食物。举例来说，腌肉中加入了亚硝酸盐或硝酸盐，可能会含有一种致癌物质亚硝胺，因此，要多购买新鲜的肉。裱花蛋糕看上去色泽鲜艳，正是添加了人工合成色素的结果，经过科学家多年研究，发现奶油黄这种色素对人体有致癌作用而被禁止使用，普通蛋糕的色泽虽然不如裱花蛋糕，但是未添加色素，可以安全食用。天然水果对人体有益，尽量不要去喝各种果汁饮料，即使标有“天然”果汁的饮料，也会添加一定的香精和色素。

卫生部曾经公布过一个食品添加剂“黑名单”，里面列举了各类可能会被滥用的食品添加剂名单，其中包括：用于泡菜、腌菜、葡萄酒的胭脂红、诱惑红、柠檬黄、日落黄；腌腊肉制品中添加的硝酸盐、亚硝酸盐；用于面粉制品的漂白剂、增白剂、面粉处理剂；用来漂白冷冻虾、烤鱼片、鱼干、鱿鱼丝、蟹棒的亚硫酸钠；等等。所以消费者在购买食品时要注意，颜色异常鲜亮洁白不自然的食品尽量不要购买。

平日里，要养成细看食品标签的习惯，做个明智的消费者，多买食品添加剂少的食品。还要多留心那些保质期过长的食品，那其中一定有防腐剂、抗氧化剂、保鲜剂。现在市面上，防腐剂容易超标的食品有：肉脯、鱿鱼丝、果脯蜜饯、酱腌菜、面酱、乳饮料等。

同时，还要警惕那些甜味食品。食品中添加的甜味剂也容易超范围、超量使用，尤其在腌菜、面点、蜜饯、酒类等食品中，消费者在购买这些食品时要谨慎挑选。

## 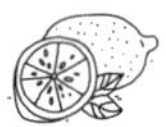 小贴士：如何挑选含添加剂的食品

虽然，我们都知道食品添加剂吃多了不好，对人体会产生危害，但是现代化的食品生产加工工业是离不开食品添加剂的。食品添加剂的使用是社会发展、科技进步的标志之一，也是人类现代化生活的一种需要。

在生产加工食品的过程中，生产者为了增加食品的色、香、味，并让其有较好的外观，往往会在食品中加入一些天然或人工合成的物质。这些添加在食品中的物质在一定量的范围内对人体是无害的，但用量过大时，就不能保证其安全性。

对人类来说，食品添加剂利害并存。因此，我们必须掌握一些有关食品添加剂与人身健康方面的知识，让自己心中有数。下面从以下七点来正确认识食品添加剂。

（1）在生活中，完全不接触食品添加剂是不可能的。只要是经过加工的食品，就一定会含有食品添加剂。

（2）食品添加剂本身是安全的。世界各国都在使用食品添加剂，每个国家都有一系列的法规和严格的审批手续来确定食品中可以使用的食品添加剂种类、范围和最大无毒作用量。只要按照国家规定的标准使用食品添加剂，就是安全可靠的，无须担心。

（3）警惕添加剂使用量超标。在利润的驱使下，有些生产厂家会在食品中过量添加食品添加剂，而有些生产厂家甚至在食品中添加未经国家允许使用的添加剂。因此，我们在购买食品时要选择那些在标签或包装上明确标明食品添加剂种类和含量的食品，并仔细阅读食品标签。

（4）不要长期食用过度加工、含食品添加剂的食品，如饮料、果冻、果汁、蛋糕、腌腊肉制品、酱菜等，尤其是儿童、孕妇等特殊人群最好不要吃含食品添加剂的食品。

（5）要时刻关注“不安全添加剂”的新闻报道和信息。随着食品检测科技的不断提高，以前允许使用的食品添加剂可能会被重新确定或怀疑对人体有害，因此，我们要多留意食品安全的各类信息。

（6）要注意那些颜色、味道夸张的食品。现在，市场上有些食品很容易引起人的食欲，让人一看就想买，其实，这正是食品添加剂造成的假象。如果看到馒头特白、牛奶特香，这其中就有可能是添加剂超标，很可能是人为在其中加入合成色素或香精；有些早点摊上的油条看着特别大，里面就可能添加有洗衣粉，我们作为消费者都要格外警惕。

（7）购买定型包装食品时应该仔细阅读包装上的说明，了解食品的主要成分、食品的生产日期和保存期限等。了解食品的主要成分主要是看食品包装上的配料表。配料表上的主要成分是按照用量从大到小的顺序排列的，比如，酸奶和乳饮料之间的区别就在于，酸奶配料表上第一位是牛奶，而乳饮料配料表的第一位是水，两者之间营养价值的区别一看就能知晓。食品的生产日期和保存期限可以让我们了解食品的新鲜程度，不要购买已过保质期或临近保质期的食品，还要谨慎购买保质期过长的食品。

第四章

# 不同年龄人群的营养指导

人的一生分为婴幼儿期、儿童期、青少年期、成年期及老年期 5 个人生阶段。就饮食营养方面来说，不同的年龄群体有不同的营养需求。

生活节奏的加快、食品的深加工、蔬菜水果的长期储运等问题，使得我们的饮食结构中难以做到每一个营养素都很均衡和充足，所以在日常饮食中，更需要注意营养的补充。

## 均衡营养，做个健康孕妇

怀孕，表明一个生命即将诞生，也代表一个女人真正成熟。一个将要做母亲的女人是美丽的，一个怀孕的女人，她脸上那种对新生命的期待以及随时流露出的那种母爱的温柔，足以为这个女人增添圣洁的光辉。下面我们就给孕中的准妈妈们准备了一些贴心提醒，希望她们能够顺利地孕育宝宝，做个健康美丽的准妈妈。

妊娠期，因为胎儿血液循环、胎儿器官和骨骼生长发育、胎盘生长及其正常功能等，母体对营养的需求量大大增加。所以，妊娠期间，饮食的质比量更为重要。另外，生产后很难恢复正常体形是大部分孕妇所顾忌的，因此，既保证妊娠期的营养，又尽量不破坏美好的形体，是每一个孕妇所希望的。所以，要了解妊娠期不同阶段身体对营养的需求，只要保证营养充足就可以了，饮食量可根据自己的食欲而定。

早孕 3 个月内，正是胎儿的器官形成阶段，此时一定不要偏食，应多吃些粗制的或未经精加工的食品，不要吃有刺激性的东西和精制糖块。妊娠 4 ~ 6 个月是孕妇重点营养阶段，胎儿此时生长迅速，需要大量营养，孕妇应适当提高饮食的质量，增加营养，但不要吃得太多。最后 3 个月接近分娩和哺乳的阶段，孕妇需要良好的营养，平衡饮食，注意减轻过重的体重有助于晚上的睡眠，为分娩和哺乳做好准备。此时应注意少吃不易消化的或可能引起便秘的食物。

具体来讲，孕妇应少吃的食品包括：油条、糖精、盐、酸性食物、咸鱼、黄芪等。孕妇应少吃的果品包括：山楂、桂圆、水果等。孕妇应少喝的饮料包括：茶、咖啡、糯米甜酒、可乐型饮料、冷饮等。

此外，女性在妊娠期不要一味地安胎静养，在妊娠早中期，身体尚灵活的时候，可以根据自己的身体素质和爱好，适当地参加一些体育活动。如打太极拳、散步、做简单的体操等。

妊娠期进行适当的体育活动能促进机体新陈代谢与血液循环；可增强心、肺功能，有助于消化；还能增进全身肌肉力量，减少分娩时的痛苦。

孕妇十三条营养法则为：

（1）各种营养素供给应充足；

（2）食物多样化，避免偏食；

（3）食物以清淡为主，不要摄入过多的糖、盐和油；

（4）摄入充足的水分；

（5）少食多餐；

（6）多吃新鲜蔬菜水果；

（7）少吃快餐及方便食品；

（8）少吃腌制、腊制及熏制食品；

（9）不喝碳酸饮料及可乐饮料；

（10）适量食用动物肝脏；

（11）多喝牛奶及奶制品；

（12）怀孕期不可以减肥；

（13）怀孕期不要饮浓茶及咖啡。

## 妊娠初期饮食质量至上

这时期胎儿生长速度缓慢，因此孕妇每日增长的热量只需 30 千卡就可以。由于受孕内分泌及精神因素影响，往往伴有轻度恶心、呕吐、厌食、偏食，影响消化吸收，脾胃功能降低，因此孕妇要以健脾和易消化的食物为主，避免油腻，少食多餐。主食以面食为好，最好是干品，如大麦、饼干、面包干、馒头干等。副食水果中健脾和胃之品也很多，如豆腐干、卤鸡蛋、糖炒栗子、苹果、熟藕、西红柿、卷心菜、茄子、苋菜等，这些食物中均含有丰富的蛋白质及 B 族维生素、维生素 C。

妊娠初期的膳食安排如下。

**1. 食谱举例**

早餐：牛奶 250 毫升，白糖 10 克；馒头（标准粉 100 克），酱猪肝 10 克；芝麻酱 10 克，水果（苹果、梨等）一小半或者一半。

午餐：米饭（大米 100 克）；豆腐干炒芹菜（芹菜 100 克，

豆腐干 50 克）；排骨烧油菜（排骨 50 克，油菜 100 克）；蛋花汤（鸡蛋 50 克，紫菜 5 克）。

午点：草莓 100 克，面包 50 克。

晚餐：二米饭（大米 50 克，小米 25 克）；鲜菇鸡片（鸡胸片 50 克，鲜蘑菇 50 克）；海蛎肉 20 克，生菜 200 克。

晚点：牛奶 250 毫升。

一天的油用量不要超过 20 克。

说明：这个食谱是根据一般情况制定的，其中的菜品可以更换，可以适当加入鱼类。

**2. 食谱举例**

早餐：豆浆 250 毫升，白糖 10 克；馒头（标准粉 50 克）；鸡蛋炒西红柿（蛋 50 克，西红柿 150 克）。

午餐：米饭（大米 100 克）；炒豆腐（豆腐 100 克）；青椒炒肉（青椒 100 克，瘦肉 60 克）；拌芹菜（芹菜 100 克）或炝菠菜（100 克）。

午点：水果 150 克（各种水果可以交替吃）。

晚餐：花卷（面粉 100 克）；香椿拌豆腐（豆腐 80 克，香椿 40 克）；鸡蛋炒蒜苗（蒜苗 100 克，鸡蛋 50 克）；虾皮紫菜汤（虾皮 10 克，紫菜 10 克）。

晚点：牛奶 250 毫升，饼干 50 克。

推荐两款对症孕早期反应的食疗方法。

（1）健胃止呕——嫩姜拌莴笋。

原料：嫩姜 50 克，莴笋 200 克，芥末仁 150 克，精盐 5 克，香油 10 克，白糖 10 克，香醋 20 克，酱油 10 克，味精 2 克。

制法：莴笋削去皮，切成长 8 厘米、粗 4 厘米的条，加精盐拌匀腌制 2 小时，去其苦味，取出洗净，在沸水锅中略焯，控干后，加白糖（5 克）、香醋（10 克）、味精（1 克）腌制。

芥末仁（芥末粗老的茎，撕剔其表皮后的嫩茎）切成长 8 厘米、粗 4 厘米的条，放在沸水锅中炸熟，加酱油、白糖（5 克）、味精（1 克）、香醋（5 克）腌制 2 小时。

嫩姜刮去皮，切长细丝，浸泡后，加香醋（5 克）腌制半小时。

以上丝条放在一起拌匀，淋上香油即成。

功效：此菜功能在于健胃止呕、化痰，增进食欲，并有利五脏、补筋骨、开膈热、通经脉、祛口气、白牙齿、明眼目之功效。

（2）预防习惯性流产——巴戟天鸡腿汤。

原料：巴戟天五钱，杜仲三钱，鸡腿一只，盐少许。

制法：巴戟天、杜仲以清水快速冲净。鸡腿切块，入热水中汆烫，捞起沥干，加 4 碗水与巴戟天、杜仲一起煮，大火开后转小火煮约 20 分钟，加盐调味即可。

功效：增强体力，预防习惯性流产。

# 妊娠中后期需食补

## 1. 第 4 ~ 7 个月（中期）

此时期胎儿身体各系统组织迅速发育，体重、身长增长较快，出现胎动，可听到胎音。据统计，胎儿每日增重 10 克，需大量蛋白质构成自己的肌肉和筋骨，尤其是长骨骼和大脑需补充大量的磷、钙，还必须保证一定量的碘、锌及各种维生素，而母亲也需要蛋白质供给子宫、胎盘及乳房的发育。此时母体消耗大，对营养的需要量骤增，加之孕妇在此时期消化功能改善，孕吐反应亦停止。

此阶段孕妇应以补气养血为主。主食可多样化，除吃一般米面食品外，还可用小米煮食来补中益气，调养胃气。大麦蒸饭，久食可养五脏、壮血脉。副食中益气养血的食物很多，如鸡肉、鸡蛋、鹌鹑蛋、土豆、山药、豆制品、黄豆、虾等均为补气之品。猪肝、鸡肝、牛肉、牛奶、鳝鱼、黄花菜、菠菜、龙眼等皆为养血之物。以上这些都是高蛋白、低脂肪的食物，并含有人体所需的各种无机物、维生素。如小麦、小米在粮食中含锌量较高；菠菜、黄花菜中含铁量较高。平时应多吃蔬菜、水果。为了保证营养，孕妇从孕期第四个月起，可逐渐加服钙片、鱼肝油、叶酸、维生素 $B_1$，但应适量。

## 2. 临产前的两个月（后期）

此时期胎儿体重增加很快，母体要储备营养为分娩的消耗做准备。所以此时期要求孕妇的食物营养更丰富，质量更高。孕妇需要补气、养血、滋阴，可选用海参、墨鱼、蚌肉、淡菜、银鱼、瘦猪肉、银耳、桑葚等食品。若孕妇有水肿、高血压发生，应采用少盐、无盐膳食，或利尿膳食，如赤豆粥、冬瓜汤、鲤鱼汤。同时辅以蛋类、肝类及水果、蔬菜食用。若血色素在 8 ~ 9 克时，则要多食蛋黄、猪肝、豇豆、毛豆、油菜、菠菜、芥菜、红苋菜等含铁量高的食品。也可采用大枣与花生或大枣与小麦煮食的传统食疗方法，用以补血。孕妇发生手足抽搐，是由缺钙及维生素 $B_1$ 所引起的，因此必须在其膳食中多配一些乳类、大豆、虾皮、海带、马铃薯等食品。麸皮中含维生素 $B_1$、维生素 E 很高，所以也可常用麦麸皮煮水喝。妊娠后期，往往出现便秘，孕妇除了多吃一些油菜、莴笋、芹菜等含纤维多的蔬菜外，还要吃一些清热生津的水果蔬菜，如西红柿、茄子、菜瓜、苹果、香蕉、枇杷、龙眼、葡萄、广柑等，并且多饮水。高纤维食物可增强肠蠕动，而清热生津食物可去肠热，并以津液润泽肠道，利于大便的排出。临产阶段，由于孕妇体力消耗较大，如进食不足，影响子宫收缩力和产程的正常进展，所以在将产时需进食，这样则气充胆壮。此时食用补气易消化的食物，如母鸡汁煮粳米粥、桂圆鹌鹑蛋花汤等，能补虚温中，营养丰富。

此外，孕妇不要吸烟、喝酒、滥用药物。同时还应防止食物过敏，不要吃辛辣刺激性食物。若食用虾、贝肉、蛋、奶等异性蛋白类食物时，必须烧熟煮透。

# 产后饮食四大原则

终于生下了可爱的宝宝，不少新妈妈胃口大开，家人当然也千方百计送上好吃的。可怎么吃才是正确的，才对自己健康呢？据营养医生推荐，新妈妈产后饮食应以精、杂、稀、软为主要原则。

**精：是指量不宜过多。**

产后过量饮食除了能让产妇在孕期体重增加的基础上进一步肥胖外，对于产后的恢复并无益处。如果是母乳喂养婴儿，奶水很多，食量可以比孕期稍增，最多增加1/5的量；如果奶量正好够宝宝吃，则与孕期等量即可；如果没有奶水或是不准备母乳喂养，食量和非孕期差不多就可以了。

**杂：是指食物品种多样化。**

产后饮食虽有讲究，但忌口不宜过，荤素搭配仍是很重要的。进食的品种越丰富，营养越平衡、全面。除了明确对身体无益的和吃后可能会过敏的食物外，荤素菜的品种应尽量丰富多样。

**稀：是指水分要多一些。**

乳汁的分泌是新妈妈产后水的需要量增加的原因之一，此外，产妇大多出汗较多，体表的水分挥发也大于平时。因此，产妇饮食中的水分可以多一些，如多喝汤、牛奶、粥等。

**软：是指食物烧煮方式应以细软为主。**

产妇的饭要煮得软一点，少吃油炸的食物，少吃坚硬的带壳的食物。因新妈妈产后体力透支，很多人会有牙齿松动的情况，过硬的食物一方面对牙齿不好，另外一方面也不利于消化吸收。

## 婴儿：母乳喂养，食品辅助

婴儿是指从出生至 1 周岁的孩子。这是孩子生长发育最快的一年，一年内体重可以达到出生时的两倍，因此需要在营养上满足其快速生长发育的需求。

母乳是婴儿唯一理想的均衡食物，而且独具免疫物质，有利于婴儿的健康成长。母乳喂养也有利于母子双方的亲近和身心健康。一般而言，婴儿获得母乳喂养至少在 4 个月以上，最好能够维持 1 年。如果不能食用母乳，例如孩子患先天性疾病，或者妈妈因病不能哺乳，这时候就应该为婴儿选择各种营养齐全的、经卫生部门许可出售的配方奶制品或其他同类产品，并严格根据产品使用说明喂养。

新妈妈们要谨记以下几点：一是在孕期就应做好哺乳的准备，做好乳房的保健，保证乳房的正常发育并保证营养。二是产后应尽早开奶，做到母婴同室。

坚持喂哺母乳一般可满足婴儿出生后 4 ～ 6 个月的营养需求，但为确保婴儿发育的需要与预防佝偻病的发生，应在出生 1 个月后，在哺乳的同时，补充安全量的维生素 A 及维生素 D（或鱼肝油），但应避免过量补充。

在母乳喂养4 ~ 6个月至1岁断奶之间，有一个长达4 ~ 6个月的断奶过渡期。此时应在坚持母乳喂养的条件下，有步骤地补充为婴儿所接受的辅助食品，以满足其发育需求，保证婴儿的营养，顺利地进入幼儿阶段。过早或过迟补充辅助食品都会影响婴儿的生长发育，但任何辅助食品均应在优先充分喂哺母乳的前提下供给。

乳类是供给婴儿期生长发育的主要营养来源，但它并非十全十美，还有许多营养物质需要乳类以外的食品供给。为生长发育的需要所添加的食物，叫做辅助食品，简称“辅食”。年龄愈小，生长发育愈快，所需营养的全面性也愈迫切，若有不足，即可造成严重影响。当婴儿长到3个月以后，胃肠道消化酶的分泌日趋完善，6个月婴儿渐出新牙，胃容量变大，这时在乳类之外，渐次加入半流质以及部分固体食物，无论从营养需要还是对消化器官适应性的锻炼上，都是必要的。5 ~ 6个月的婴儿，即使乳类充足，不加辅食也会导致某些营养素缺乏，从而导致抵抗力低下。辅食还是乳类过渡到饭食的“桥梁”，这座桥如果搭得好，婴儿就能很自然地断奶，而后进入正规饮食。这是整个儿童时期营养的基础，打好这个基础极为重要。

婴儿辅食如此重要，但是有的年轻父母却不知道怎样给婴儿添加。有的嫌麻烦，大人吃什么就给婴儿吃什么；也有的父母不知道如何烹调制作，面对各种原料束手无策。谈烹调，人们就会想到煎炒烹炸、色香味形，而婴儿的辅食却不重在这方面，关键是如何在烹调过程中保持必要的营养素，其次是利于消化，能适应婴儿不同发育阶段的消化能力，以期达到健康发育的目的。

婴儿胃肠功能不够完善，对新添食品适应能力弱，易发生消化吸收紊乱，故添加辅食必须遵照循序渐进的原则进行，不能操之过急。

第一，时间适宜，食物适当。过早地添加婴儿不易消化的辅食，容易造成婴儿消化紊乱；错过时机添加过晚，又会影响婴儿正常的生长发育。辅食不是零食，而是主食的重要部分，应在喂奶前后给予。

第二，添加从未吃过的新食物必须先试一种，待习惯后再试另一种，此时已习惯的第一种可适当加量。但遇婴儿生病时，可酌情暂停新添加的辅食。所添加的每种辅食，都应遵循由少到多的顺序，中途发生消化不良应暂停，待查明原因后再做相应的变化。

第三，食物应从稀到稠，从流质到半流质，再到半固体，进而喂固体食物，如从米汤、薄粥、稀粥，最后到软饭。食物性质从细到粗，先喂菜汤、菜泥，逐渐试喂粗菜泥、碎菜和煮烂的蔬菜。

第四，对某种新添加的食品，婴儿不愿吃，切勿强迫，而应想些使之顺利接受又不反感的巧妙方法，如在饥渴前给予，就较易为婴儿摄取。如果宝宝喝牛奶尚且消化不良，那就晚一点添加辅食。

补充断奶过渡食品，应该由少量开始到适量，由一种到多种试用，密切注意婴儿食后的反应，并注意食物与食具的清洁卫生。在通常情况下，婴儿有可能对一些食物产生过敏反应或不耐受反应，如皮疹、腹泻等。因此每次开始供给孩子一种食物，都应从很少量开始，观察3天以上，然后才增加分量，或试用另一种食物。

辅助食物往往从谷类，尤以大米、面粉的糊或汤开始，以后逐步添加菜泥、果泥、奶及奶制品、蛋黄、肝末及极碎的肉泥等。这些食物应加入适量的食用油，但不必加入盐。

## 幼儿：每日饮奶，不偏食不挑食

母乳是孩子出生后0 ~ 4个月的最佳食品，而后需要添加谷类辅食。到了10 ~ 12个月时应当断乳，也就是要停止母乳喂养，孩子此后的喂养主要依靠谷类与副食。传统观念对断乳的看法，似乎断乳意味着应断绝一切乳类，包括牛奶在内的各种乳汁，好像都不应再给1 ~ 2岁的幼儿喝。其实，这种看法不完全正确。

营养学家经过观察研究发现，缺少乳类的幼儿饮食，能够为1 ~ 2岁幼儿提供的优质蛋白质、脂溶性维生素及钙、磷、铁等矿物质偏少，无法满足幼儿生长发育的需要。如果在这一时期每日给予孩子牛奶或配方奶500 ~ 800毫升，则可增加上述营养物质的供给量，对防止营养缺乏及增强幼儿体质大有帮助。因此，近年来营养学家建议，在婴儿断乳之后，不要忌讳其他乳类，还应当给孩子喝些牛奶或配方奶，且每日供应量不要少于500毫升，以满足婴幼儿营养需要，促进婴幼儿生长发育。

婴儿断乳后进入幼儿阶段（1 ~ 2岁）必须依靠摄取其他食物，以供全身对营养物质的需求。幼儿阶段机体处于生长发育高峰，饮食必须含有丰富的营养。

祖国医学对幼儿的食养卫生一贯非常重视，其幼儿食养的观点可归纳为以下两点：

第一，小儿脾胃不足。脾胃为后天之本，生化之源。由于小儿发育迅速，所需水谷精气的供养相对地比成人更为迫切，但饮食的质和量则必须与各个时期的需求恰当地配合。若乳食不当，或过饥过饱，均会影响其脾胃功能，导致疾病的发生。

第二，小儿为纯阳和稚阴稚阳之体。纯阳之体是指小儿犹如春天的花木，欣欣向荣，代谢异常旺盛，对水谷精气等营养物质要求殷切，需要不断补充。另一方面小儿机体柔弱，脏腑娇嫩，阴阳二气尚属不足，对水液的代谢需要也较成人为高，故易于伤阴而有失液之虞，这就是小儿稚阴稚阳的情况。在小儿的食养中必须充分注意这些生理特点，调乳母、节饮食、慎医药是小儿食养的总原则。

幼儿处在不断发育成长的旺盛时期，尤以婴幼儿全身各种器官都在相应地按比例快速生长，是整个小儿时期中最旺盛的增长阶段，因此对热量和各种营养素的需要量也格外大些。

但值得注意的是，不要使营养过剩而导致不良后果。现在人们生活水平普遍提高，又均为独生子女，多备受父母溺爱。面对市场上琳琅满目的食品，父母总是顺应幼儿的心意，要啥就买啥，往往使幼儿过食、偏食及零食不离口，结果忽视了“食贵有节”而造成营养过剩。因此，在幼儿的饮食中应避免使之养成偏食挑食的不良习惯。

## 学龄儿童：吃好早餐

早餐，犹如雪中送炭，能使激素分泌很快进入高潮，并给嗷嗷待哺的脑细胞提供渴望得到的能源，犹如解冻的“电源开关”，及时地给大脑接通了活动所需的电流。

现代生理学家研究表明，人在空腹时的正常血糖水平为80 ~ 120毫克/100毫升血。如果血糖水平过低，便会感到饥饿和疲乏，甚至出现头晕、站立不稳或心悸。体内血糖水平的维持，主要取决于一天当中第一餐的进食种类和数量。

研究还表明，人们在不吃早餐时，特别是青少年不吃早餐，会直接影响智力水平。有学者曾对8 ~ 13岁少年儿童的早餐类型与智力发育的关系进行研究发现，吃高蛋白质早餐的孩子其智商的平均得分最高，其次为吃高糖分早餐的孩子，而不吃早餐的孩子智商得分最低。由此说明，对于处在生长发育阶段的少年儿童，不但要按时吃早餐，同时还要注意早餐的质量。

儿童早餐必须具备以下特色。

### 1. 提供足够的热能

上午，幼儿活动消耗较大，需要的能量也较多，况且幼儿除了因活动消耗能量需及时补充外，更需要大量营养素供给生长发育。幼儿的早餐安排必有淀粉类的食品，如馒头、粥、蛋糕、蒸饺等主食，这样更利于其他营养素的利用和吸收，也有利于促进幼儿的生长发育。一般幼儿早餐的热能应占一日总热能的20%。

### 2. 增加适量的蛋白质

蛋白质是生命的物质基础，更是幼儿生长发育中最重要的营养物质之一，但机体不能储存过多的蛋白质，需要及时补充。应为幼儿有选择地增加优质蛋白质的动物性原料，每天早餐中可安排蛋类或肉类，也可安排优质植物蛋白质的豆类和豆制品，经常安排洋葱牛肉包子、胡萝卜鸡茸馒头、肉糜酱汁黄豆、开洋烩香干丝、奶黄包子等，从而满足幼儿健康成长的基本要求。

### 3. 选择合理的搭配

幼儿的早餐，直接影响到幼儿的健康。因此，在配制幼儿早餐时更应注重各种食物的搭配，为幼儿补充水分也很重要，干稀搭配有利于食物中各种营养素的吸纳，如牛奶加水果小蛋糕；白粥加肉松和枣香莲芸包；赤豆米仁粥加洋葱心牛肉小蒸饺，菜丝肉糜烂面加白煮鹌鹑蛋等组合，有利于幼儿的消化和吸收。

#### 4. 丰富多样的品种

早餐的品种是影响幼儿食欲的因素之一，品种单一、口味单调的早餐，营养价值再高，也激发不了幼儿的食欲，只有调配出口味丰富、品种多样的早餐，才能吸引幼儿，从而激发幼儿的食欲。通过甜咸搭配丰富幼儿早餐的口味，形态各异的点心引起幼儿的兴趣，如安排幼儿食用甜粥、甜羹时，加上咸干点；食用咸粥、咸羹、汤面时，配备甜干点。也可白粥加上适量的营养炒菜和小蛋糕；冰糖银耳白糯粥与海带小肉月芽酥饺的组合，或香菜咸蛋麦片粥与松仁豆沙小兔包的组合，形成口味丰富、形态各异的儿童营养美食。

以下为学龄儿童膳食指南：

（1）保证吃好早餐，食量应相当于全日量的 1/3。

（2）多吃谷类，供给充足的能量。

（3）少吃零食，饮用清淡饮料，控制食糖摄入。

（4）每日饮奶。

（5）每天吃以下四大类食物：粮豆类 400 ~ 500 克；蔬菜水果类 300 ~ 400 克；奶及奶制品类 200 ~ 300 克；肉鱼蛋白质 100 ~ 200 克。

## 青少年：怎样吃饭最营养

青少年处于长身体的阶段，因此营养很重要，而孩子成长的营养主要来自饮食，那么，孩子怎样吃饭最健康呢？

（1）饮食要注意酸碱平衡。人体内存在自动调节酸碱平衡的系统，只要饮食多样化，吃五谷杂粮，就能保持酸碱平衡。

（2）饭前喝汤好。饭前喝少量的汤，可使消化器官活动起来，消化腺分泌足量的消化液，能促进少儿很好地进食，且饭后感到舒服。

（3）吃好早餐。一日之计在于晨，早餐的好坏关系到少年儿童生长发育。如不注意，儿童在上学时就会迟钝、精力不足等，甚至发生低血糖。全日总量摄入中早餐占 30%，午餐占 40%，晚餐占 30%。

（4）午餐前不要饮纯果汁。果汁易于吸收营养，但午餐前 40 分钟不要让儿童饮果汁。若是如此，儿童在午餐时主食会吃得少一些，而一日之内摄入量并无增加，失去的却是在应正常午餐中所获取的营养。

（5）馒头营养好。面包的色、香、味都比较好，但它是用烘炉烤出来的，面粉中赖氨酸会在高温中发生分解。而用蒸气蒸馒头则无此弊，蛋白质含量高，从营养价值来看，吃馒头比吃烤面包好。

（6）鲜鱼与豆腐搭配食用可提高对钙的吸收。鱼最好和豆腐一起炖着吃，因为鱼体内含丰富的维生素 D，豆腐则含有较多的钙，若单吃豆腐，人体对钙就不能充分吸收，若将其与鱼一起食用，借助鱼体内丰富的维生素 D，可使人体对钙的吸收提高 20 倍。

（7）不宜喝过多饮料。可乐里咖啡因对中枢神经系统有较强兴奋作用，是小儿多动症病因之一；汽水降低小儿胃液消化力、杀菌力，影响正常食欲。

（8）喝豆浆的注意事项。鸡蛋中的黏液性蛋白容易和豆浆中的胰蛋白酶结合，产生不被体内吸收物，使豆浆失去营养价值。红糖有机酸能够和豆浆中的蛋白质结合产生变性沉淀物。

（9）不吃汤泡饭。汤和饭混在一起吃，食物在小儿口腔不嚼烂就同汤一起咽进胃里去了。舌头上的神经没受到充分刺激，食物不能很好消化吸收，日子长了儿童变瘦，也会引起胃病。

## 青春期：营养均衡，控制体重

青少年时期是从儿童转到成人的过渡时期，从生理上的表现是从男、女性的特征出现开始，一直到体格、性发育停止为止。

从脱离儿童时期进入少年时期，再从少年过渡到青年，身心进入一个高速生长期。首先，身长和体重的迅速增加，尤其是体重的增加更为显著。一般女孩进入快速生长的时间比男孩平均早 1 ~ 2 年，即在 12 ~ 13 岁时往往达到生长的高峰期，男孩一般要到 14 ～ 15 岁时进入高速生长期。虽然男孩的快速生长期出现得较晚，但其增长的幅度却比女孩要大。

其次，机体各组织器官的生长发育迅速，两性特征的出现标志着青春期的来临。从性别特征的出现到发育转变为性成熟的青年，男女两性的身体与心理的变化很大。这些身心的变化，使这一时期的男女青年脾胃功能旺盛、运化力强、食欲特别好。这时的食补以各种营养素的补充为主，以适应身体迅速发育的需要。

从身体方面看，这一时期将为其一生的健康状况打下基础，所以青少年食补应以充足的营养为主。如果调补得当，原来体质较差的儿童，一两年内就可从原来的孱弱体质变为健壮；有些在儿童期体弱多病的儿童，如患有哮喘、佝偻病、过敏性疾病以及小儿麻痹症等，通过食补可以显著减轻其症状，甚至使病症消失。同样，如果青春期忽视调补或摄食不当，那些尽管儿童期内体质并不算差的孩子，也往往会招致百病，比如，肺结核、月经不调等病症。

人体所需的各种营养主要靠膳食来提供，因此，膳食构成合理与否，直接关系到青少年发育成长的好坏、体质的强弱，乃至寿命的长短，处在青春期的孩子要想在这一阶段身体得到充分发展，千万不能忽视合理的营养。

青少年时期要有足够的热能供给，对三大热能营养素要求保持适宜的比例：蛋白质、脂肪、碳水化合物的比例大致为 1∶0.8∶7.5。膳食中这三种营养素的含量最大，代谢过程中这三种营养素的相互关联也最为密切，其中最为突出的是碳水化合物和脂肪对蛋白质的节约作用。膳食中有充足的碳水化合物和脂肪就可减少蛋白质被热能分解，从而有助于蛋白质在体内的合理使用和储存。

青少年应摄取足够的粮食以补充热能。粮食是我国膳食中主要的能量来源，这也是中国人以植物性食物为主的特点之一。因此，从青少年开始就要养成吃五谷杂粮的好习惯，要粗细搭配、品种多样，改变人们现实生活中单纯追求精细（精面、精米）而不愿吃粗粮、杂粮的状况，这不仅能提高食品的营养价值，提供碳水化合物、蛋白质，还可以获得一部分 B 族维生素，而且可以改善主食花样，增进食欲。

医学角度认为，青春期应控制体重，而不是强制减肥。很多人没有医学知识和营养知识，在这种情况下节食减肥会很不安全。仅以身高为例，处于 12 ～ 13 岁时的女孩平均每年身高增长 5 ～ 7 厘米，在这个时期营养不足、不均衡就会影响身高发育潜力的发挥。所以，青春期一个重要的问题是生长发育，这点与成年人明显不同，由于过度节食、缺乏营养而导致发育迟缓或者造成器官永久性损伤，严重的甚至会引起大脑萎缩。

青少年能量摄入量有推荐标准，如一位 14 岁女生，体重 50 千克，每天热量应为 2237 卡。单纯节食可能导致无法进行日常活动，更没有体力去读书。青春期控制体重应注重调整饮食结构，适当减少高脂肪、高热量的食物，提倡多运动增加消耗量。

## 考生：注意营养“五关键”

家有考生，全家人都得紧张。无论是中考还是高考，这些考试不仅是对考生知识、能力的考查，也是对考生身体状态的重大考验。

如果你的孩子正在备考，请从下面五大方面注意孩子的营养补充。

**关键一：选择食物为健脑**

食物对大脑的功能和智力的维持与促进作用，主要是通过部分氨基酸和微量营养素等的协同作用完成的。应该说，健脑益智是个长期的过程，但临考前，适量增加有助于促进记忆、消除大脑疲劳的食物无疑是有益的。健脑益智食物的选择应本着以下几条基本原则。

（1）保证脂肪酸的摄入。它对大脑细胞有一定的保健功能，是维护智力、提高记忆力所必需的，其来源主要为深海鱼类。建议每周进食 2 ~ 3 次海鱼，每次 3 ~ 4 两。

（2）保证色氨酸供给，以提供大脑神经递质转化所需要的营养物质。色氨酸主要来自奶类及其制品、香蕉等。建议每日保证 2 袋牛奶（每袋 250 毫升，早晚各 1 次）或等量酸奶。此外，有意识地增加香蕉的摄入也不失为明智之举。

（3）保证碱性食物摄入，以消除脑的酸性代谢产物。水果和蔬菜是碱性食物的主要代表。建议考生每天应食用 500 克或更多的新鲜蔬菜和 2 ～ 3 个时令鲜果。

（4）适量进食富含亚油酸、亚麻酸等的食物，以保证为大脑组织的构成提供充沛的物质材料。建议每日进食 25 ～ 50 克的硬果，可选花生、核桃、葵花子、松子仁等。

（5）保证胆碱和卵磷脂摄入，这两者是维护和提高记忆力的重要营养成分。鸡蛋蛋黄中含有丰富的卵磷脂，具有益智健脑作用。等量鹌鹑蛋中卵磷脂的含量比鸡蛋高 5 ～ 6 倍，健脑之效更胜一筹。建议每日食用完整鸡蛋 1 个，豆类及其制品 2 两。

（6）微量元素尤其是锌对维护和提高智力有明显作用，其日耗量 20 毫克左右。锌主要来自牡蛎、海产品、瘦肉等。建议每日进食 3 ～ 4 两瘦肉，每周 2 次海产品。

**关键二：熬夜饮食巧安排**

首先，从合理的营养和维护健康的角度看，我们不提倡“熬夜”。万一不得不“开夜车”，考生需吃夜宵来补充能量和营养素。考生应多吃富含维生素 B 族的食物，如全谷类、瘦肉、肝脏、豆类等。睡眠不好的孩子可睡前喝半斤奶，或喝碗莲子红枣汤。应注意的是，尽量不要用吃零食、喝咖啡等作为“提神”的办法，零食和咖啡虽能暂时提神，但会加速消耗 B 族维生素，最终可能对大脑整体功能的维护不利。

**关键三：管好早晚“两头”餐**

不吃早餐最常见的症状是头晕乏力。大脑的能源来自血糖，如果不吃早餐，血液中的葡萄糖得不到补充，容易出现低血糖，大脑得不到充足的能量供给，从而造成“指挥”失灵，使人的反应迟钝，导致分析解题能力下降。

夜宵一般最好安排在晚上9点半到10点，食物数量不宜过多，以稀软易消化为好。

**关键四：每日保证2瓶水**

水具有调整物质代谢的作用，它是血液的主要成分，不断将氧气和营养物质输送给大脑，又不停地将二氧化碳带走，使头脑思维敏捷、反应快、精力充沛。在所有的饮品中，温开水是最佳饮品，淡茶、绿豆汤等也可补充相当量的液体。饮水量应达到每日2000毫升，其中包括食物中的水。要养成定时喝水的习惯，不要等到“口渴”才想到喝水。

**关键五：不可荒废“主食”**

对于考生来说，主食提供的碳水化合物（糖类）是每日能量的基础，为维护大脑正常功能提供主要的动力。高中的考生每日应吃5两至1斤的主食（米、面均可）。有些男生的饭量大，主食的摄入量还可以再加大。

在摄取适量主食的同时，应避免过多进食甜食，否则会刺激胰岛素大量分泌，使血糖急速降低，影响中枢神经活动，使人昏昏欲睡。不少女生喜欢以吃甜食来放松情绪，虽能带来满足感，却会造成如镁等矿物质流失，反而会增加紧张感。

# 中年人宜补充的食物

人到中年，机体功能开始“滑坡”，出现一系列由盛转衰的生理变化。因此，中年人除应注意日常保健和运动外，更要注意饮食有度和营养平衡。据专家研究，中年人应注意补充下列食物为宜。

（1）菌类。如香菇、蘑菇、木耳、银耳等含有多种氨基酸、30 多种酶及丰富的维生素 $B_1$、维生素 A、维生素 D 等，能够提高机体抗病毒、抗血栓形成及防止动脉硬化和抗癌能力。另外，这些菌类食物可助消化，对消化不良、食欲不振者有帮助。

（2）坚果。坚果中的果实，如核桃仁、松子仁含有丰富的蛋白质及不饱和脂肪酸、磷脂等，有益于强体、健身及抗动脉硬化，长期服食可延年益寿。

（3）鱼类。鱼肉中含有丰富的氨基酸，可促进人体蛋白质、酶、激素的合成，构成机体活动和调节的物质基础；鱼油中含有较多不饱和脂肪酸，有利于降低血脂，防止或减缓动脉粥样硬化；鱼还含有磷、硒、钙等人体必需矿物质和微量元素，可延缓衰老，防止骨质疏松症。因此，中年人要注意多吃鱼或其他水产品（如虾、蟹等）。

（4）豆类。大豆含优质蛋白质达 40% 以上，并且含有各种人体必需氨基酸，尤其精氨酸及赖氨酸为多，是人体合成蛋白质的重要原料。大豆还含有丰富的维生素 E 和大豆皂甙，可防止氧化脂质生成，延缓衰老并降低血胆固醇，防止动脉粥样硬化。大豆中的磷还可补充脑的需要，铁、钙含量丰富，可防止贫血和骨质疏松，这些对中年人来讲都是十分必要的。此外，大豆及豆制品易于消化，坚持每日适量补充有很大益处。

（5）藻类。紫菜、发菜、海带等藻类食物，含有胶酸、钾、碘、钙、胡萝卜素和维生素 $B_1$、维生素 E、维生素 C、芦丁及多种氨基酸，具有软化血管及预防冠心病、脑动脉硬化、肿瘤和痴呆症等作用。藻类食物中的碘可预防碘缺乏症，并有利于代谢和热量的生成。

（6）水果蔬菜。如大枣、刺梨、苹果、香蕉、猕猴桃、柑橘、葡萄等水果，均含丰富维生素和有益微量元素，可促进机体免疫功能，改善代谢；又如蔬菜类食品，含有丰富维生素、纤维素，有利于消化吸收，维持机体所需。所以，中年人要加强水果、蔬菜的摄入，做到主食节制而辅食增加，以利健康。

## 女性更年期宜多吃的食物

女性在更年期会出现性功能、神经功能、心血管功能、消化功能及新陈代谢等多方面的紊乱，产生诸多轻重不同的症状，如头面潮热发红、多汗、忧郁猜疑、焦虑不安、急躁易怒、感情脆弱、食欲减退、阵发性心动过速或过缓、心前区不适、全身乏力、失眠、月经紊乱等。为了减少女性在更年期出现的症状，有利健康，在饮食上要进行调理，多吃有利于改善更年期症状的食物。

（1）要多吃 B 族维生素丰富的食物，如粗粮（小米、玉米糁、麦片等）、蕈类（蘑菇、香菇等），还有瘦肉、牛奶、水果、绿叶菜、绿豆、豌豆、红薯、酸枣、百合、莲子、红果等，可防治和减轻更年期女性出现的植物神经功能失调，防止头痛，改善忧郁焦虑状态。

（2）要多吃健脾胃的食物，如牛羊肉、猪肚、鹌鹑、鲫鱼、大枣、桂圆、莲子、赤豆、糯米、山药、白扁豆。一般常用于做粥类，如扁豆山药粥、鲫鱼粥、猪肝粥、橘子萝卜粥，以减少和防治更年期女性出现胃肠功能紊乱、腹泻、腹胀等。

（3）多吃些富含高蛋白、维生素 A、维生素 C、维生素 $B_1$、叶酸等的食物，避免和减少有的更年期女性因月经频繁、经血量多、出血时间延长而患缺铁性贫血。这些食物有鸡蛋、动物内脏和牛、羊、猪肉以及牛奶、豆类等，不仅含人体必需的氨基酸，而且还含有维生素 A、维生素 $B_1$、维生素 $B_2$、维生素 B 等。特别是猪肝含有丰富的铁、维生素 $B_1$ 和叶酸，对预防治疗贫血有效。另外，要多吃含有铁和铜的绿叶菜和水果，如菠菜、太古菜、西红柿、胡萝卜、橘子、柚子、桃、沙果等，这些食物除含有铁和铜供造血之用外，还含有叶酸、维生素 C 和维生素 A 原。叶酸与维生素 $B_1$ 配合，能增强预防治疗贫血的效果；维生素 A 原和维生素 $B_1$ 配合，能刺激铁的吸收和利用，有助于纠正贫血现象。

（4）多吃些利尿食物，如小豆、冬瓜、西瓜、黄瓜、鲤鱼等，减轻水肿现象。

另外，更年期女性要忌食刺激性食物，如辣椒、蒜、酒、浓茶、浓咖啡之类。

## 男子更年期宜多吃的食物

男子更年期发病缓慢，许多男子都能逐步适应这种缓慢改变的过程，所以生理方面的变化不像女性更年期那样明显和严重。

但是男子更年期也常会出现一些症状，如有的人常出现神经功能紊乱、头痛、失眠、乏力、情绪不稳等；有的出现心血管系统功能紊乱，比如阵发性心动过速或过慢、心悸等；有的人出现消化系统功能紊乱，如食欲减退、便秘、腹泻等。

为了顺利度过更年期，男子除要保持精神愉快外，还要注意饮食保健，以预防和减少疾病的发生和更年期症状的出现。

（1）要多吃一些有助于改善神经系统功能和心功能的食物，以安神、镇静、养心，能减轻神经系统和心血管方面的症状。

具有这类作用的食物有猪心、羊肾、山药、核桃仁、大枣、龙眼、桑葚、茯苓、葵花子等。可把这些食物做成饭食，如核桃仁粥、茯苓饼、糖渍龙眼等。

（2）多吃一些改善和增加性腺功能的食物，因为性腺功能改善后，可以从根本上减轻更年期出现的各种症状。

具有这类作用的食物有：海参、鱼肚、泥鳅、虾、海菜、羊肉、羊肾、麻雀、韭菜、核桃、芝麻、动物内脏等。这些食物可煮、可入菜、可单独用，也可以几种配合起来用。

（3）多吃一些粗粮、薯类、豆类及各种新鲜蔬菜和水果，以保证无机盐、维生素、微量元素的充足供应。

## 老人宜吃的抗衰老食物

衰老是不可抗拒的，人自60岁以后，就进入衰老期，其代谢活动和各个系统与器官都发生相应的衰老变化。

老年，食补为先。老年人经受了几十年的人生坎坷，饥饱劳碌，五脏六腑的功能逐渐衰弱，尤其是肾气和肾精处于弱退之势，这就需要通过补养脾胃，以后天水谷的精气填补先天肾气和精气的亏虚，并用以滋养机体各脏腑，增强各器官的功能，维持健康常在。这一时期尤要考虑老人消化功能减弱的特点，重视脾胃的调养、宜忌，总的饮食要求是营养丰富、全面、质精而量不宜多。只有在日常生活中注意营养，才能打造老年人的黄金免疫力。经过多年实践证明，以下食物可延缓人的衰老。

（1）大豆。大豆营养丰富，含有人体必需的八种氨基酸，有“植物肉”之俗称。大豆所含的磷脂，多以卵磷脂的形式存在，具有乳化脂肪、降低血中胆固醇含量、预防和治疗动脉硬化的功效。

多吃豆类又可防治肥胖，增强耐久力，是对高血压和冠心病患者有益的食品。

（2）牛奶。牛奶营养价值很高，富含蛋白质及人体所必需的各种营养素如脂肪、碳水化合物、维生素和丰富的钙、磷脂，是老年人的最佳保健食品。另外，牛奶能增强人体抵抗力，有助于防治某些疾病，是一种延年益寿的营养食品。

（3）花生。花生被誉为“长生果”。因为它含有丰富的儿茶素，能抗人体细胞的衰老，起延年益寿的作用。花生的营养含量丰富，其中蛋白质含量高达30%，相当于小米的2倍、大米的3倍，并可与动物高蛋白食物如鸡蛋、牛奶、肉类等相媲美。花生中的蛋白质营养价值高且比例适当，易于消化吸收。花生还含有人体必需的多种氨基酸、不饱和脂肪酸、维生素A、B族维生素、维生素E以及钙、铁等20多种矿物质和微量元素。常吃花生米，能起到滋补、养生、防病、健体的作用。吃花生不宜去红皮，红皮对人体有益。

（4）芝麻。含有丰富的延缓衰老成分，如亚油酸、棕榈酸、花生四稀酸等不饱和脂肪酸，能降脂、防治动脉硬化；还富含天然抗衰老成分维生素E。常吃芝麻可推迟人体细胞衰老过程，同时滋养血液，促进肌肉的更新而抗衰老。

（5）海带。海带也被誉为“长寿菜”。其蛋白质、碳水化合物、钙、铁、碘的含量都很高，含维生素也很丰富。日本专家总结海带的食疗效果是：①防癌抗癌；②降低血压；③预防动脉硬化；④防止血液凝固；⑤促进排泄，预防便秘；⑥防治甲状腺肿；⑦维持体内钾、钠平衡，有益心脏；⑧减肥、强骨、补血。因此，人们特别是老年人要多吃、常吃海带。

（6）核桃。核桃被称为“长寿果”。它含有人体必需的蛋白质、脂肪、钙、磷、铁及微量元素锌、锰、铬等。这些营养成分对人的心脏、血管健康有益。核桃中含有较多的不饱和脂肪酸，可降低胆固醇，防止动脉硬化；其所含的磷脂，是人体细胞结构中的主要成分之一。每天吃核桃3～5个，可起到滋补保健的作用。

（7）紫菜。紫菜含丰富的蛋白质、维生素、胆碱及多种氨基酸，容易吸收，而且还富含维生素A和维生素C。紫菜还有降低胆固醇的作用，对预防动脉硬化、预防机体老化都很有效。与紫菜相似的其他海藻类食品，也有抗衰老作用。

（8）蜂蜜。不仅含有多种氨基酸、维生素，还含有抗生素，有杀菌防腐作用。蜂蜜可使血管扩张，降低血压，对高血压、冠心病患者有益。蜂蜜中所含矿物质钾能促进细胞代谢，维持心肌正常功能；钙能强筋健骨；铁、铜能有利增补血液，具有健脑功能。《神农本草经》载：“蜂蜜久服，强志轻身，不疾不老。”因此，常食蜂蜜，可促进人体新陈代谢，增强机体活力，增加血液循环，防治动脉硬化，延缓组织衰老。服用蜂蜜可用40℃～50℃温水冲服，切不可用开水冲服或煮沸后食用，以免破坏营养成分，而且每次服量不可过多。

（9）香菇。香菇中含有蛋白质、脂肪、维生素$B_1$以及尼克酸、钙、磷、铁等，还含有 30 多种酶和 18 种氨基酸。香菇中的嘌呤具有降低胆固醇和降低血压的作用，常吃有利于防治心血管疾病。蘑菇也能提高人的免疫力，有镇静抗惊、降低血压、治消化不良等功能。蘑菇中还含有一种特殊蛋白质——蘑菇核糖核酸，它能抑制病毒的合成。所以多吃香菇和其他菇类，不仅可以抵抗疾病，而且还能防癌，是极好的抗衰保健食品。

（10）大蒜。大蒜具有很强的抗菌力，并且能清除人体活性氧自由基，因而有利于延长人的寿命。大蒜含有丰富的蒜素和大蒜辣素，有特别强的杀菌作用，它的功能是暖脾、胃，行滞气，解毒、杀虫，能解除胃肠道及全身的许多有害病菌。

（11）蜂王浆。蜂王浆中含有促进发育的有效成分，以及葡萄糖、无机盐、酶、有机酸、蛋白质、花粉粒等，经常服用可改善血液循环，增强机体抵抗力，刺激生殖能力，促进体内氧的交换和细胞新陈代谢，并可增强造血功能，修复组织，增殖细胞和调节神经、血压、血糖等。老年人服用蜂王浆可增加生命力，延长寿命。

## 老人饮食习惯遵照“3 + 3”原则

人过中年以后的进食方式就应该像“羊吃草”那样，饿了就吃点，每次吃不多，胃肠总保持不饥不饱的状态。每天饮食遵照

"3+3"原则，做到三顿正餐和三顿加餐，营养就能均衡了。

美国一项研究报告显示，零食可帮助 65 岁以上老人获得足够的热量。2000 名受访者通常每天平均摄入 2 ~ 5 次零食，每次可摄入 150 千卡热量，而且吃零食并不会影响老人的食欲。

零食可不是小朋友或年轻人的专利，老年人适当地吃些零食，对热量的补充和营养平衡是很有好处的。

专家建议，老年人每天除了三顿正餐外，还要有三顿加餐，一些小零食作为加餐最合适不过了。

老年人吃零食要吃得科学，65 岁以上老人早餐后 2 ~ 3 小时，约上午 10 点吃一次零食，可以选择维生素含量高的苹果、香蕉、橘子、猕猴桃、西瓜等新鲜水果。

午饭后小憩一会儿，等到下午 3 点左右来点种子类的零食是个不错的选择，如葵花子、花生、核桃仁、松子等。不过，种子类的零食虽然能够提供丰富的蛋白质、脂肪及多种微量元素，但唯一的缺点就是热量太高，因此不宜吃得过多。瓜子、花生、松子限制在 10 粒左右，核桃仁 2 个就足够了。

年轻人保持身材不主张睡前进食，但老年人在睡前稍吃些零食对身体有益，一小杯（125 毫升）酸奶加 2 片饼干，不仅能帮助老人更快入眠，还可以达到补钙、预防胆结石的功效。

专家特别提醒，对于肥胖或有糖尿病的老年人，含糖量较高的各种糖类和巧克力，最好还是敬而远之吧。

# 电脑族的营养选择

对于操作电脑的人来说，饮食营养更为重要，除了正常的饮食习惯和食物摄入外，更要增加各类营养物质的摄取。

这里为电脑族开一剂营养良方，让你在轻松的工作和饮食中获得更多的营养。

**1. 维生素 A**

维生素 A 和视力有着直接的关系，是和视网膜相关的营养素。近距离、长时间地看电视、电脑屏幕，会消耗大量的维生素 A。

食物推荐：动物肝脏、河鳗、胡萝卜等黄绿色蔬菜、甘薯（红）、芒果、蛋、鱼肝油等。

**2.B 族维生素**

B 族维生素，尤其是其中的维生素 $B_1$、维生素 $B_2$、维生素 $B_{12}$ 与视神经的健康和保护角膜有关系。电脑族由于工作压力大，饮食中的 B 族维生素却摄取不足，缺乏的情况很普遍。

食物推荐：主食尽可能吃糙米、胚芽米、全麦面包等全谷类食物，多吃动物肝脏、酵母、酸醋、豆类、牛奶、瘦肉、绿叶蔬菜等。

**3. 抗自由基物质**

自由基会对眼球和视网膜造成伤害，电离产生的电磁波会使体内产生自由基。有助于消除自由基的营养素，如维生素 C、维生素 E、维生素 $B_2$ 及矿物质中的硒，对于护眼和防止电磁波辐射是非常重要的。

食物推荐：维生素C富含于蔬菜、橘子、芒果、木瓜等新鲜水果及果汁中。维生素E富含于全谷类、植物油、绿叶蔬菜、甘薯、豆制品、蛋类食物中。硒在海产类食物中的含量较高，此外，肝肾及其他肉类中也有。

**4. 有益视力的矿物质**

电脑族们还应注意矿物质中的钙、锌等的充分摄取，以增强眼球的弹性，防止近视。

食物推荐：乳品是最好的钙质来源，锌则存在于海产品、动物肝脏、蛋黄、乳品等食物中。

**5. 有害的食物**

有些食物如汽水、可乐、酒、零食、垃圾食物及过度精加工食物、西式快餐等是电脑族们经常吃的东西。其实，这些食物的摄取对身体本身而言，就是一种无形的“压力”，它们会增加以上所说的营养素的消耗，因此不宜常吃。

## 过劳族的营养补充

是否有这种现象：原来健康的身体，忽然开始一而再、再而三地出现不明原因的疲劳。即使经过充分休息，仍然会感觉倦怠、疲乏；每天早晨都睡不醒，常常拖着疲惫的身子去上班，依赖咖啡提神，强迫自己振作精神；不知为什么，总是觉得有些力不从心，发自内心地“累”。上班族怎样抵抗疲劳呢？上班劳累通过饮食调理就可以解决。

**1. 饮食平衡是关键**

平衡的饮食肯定是多样化的，这样才可以避免营养不良引起的身体虚弱。

以下规则需要遵守：每餐一个水果；每天两餐蔬菜；食用含有淀粉的食物，但不要过量；每天一餐肉、鱼或者蛋；最后还有每餐必不可少的奶制品。

**2. 适当补充糖分和碳水化合物**

作为最基本的营养成分，糖分和碳水化合物是体能的主要来源。人们所有器官的运行，尤其是大脑，都需要消耗糖分。每天50% ~ 55% 的体能补充都要依靠糖分。

最为有利的是复合糖，因为它不会很快被身体消耗，可以长时间补充能量。以下食品都含有丰富的复合糖：面点、米饭、面包、干菜等。不过，没有必要每餐都食用，一天一次就足够了。

**饮食专家：饼干，供给能量**

饼干的主要成分是小麦，饼干提供的能量来自其碳水化合物的含量。早餐中，普通饼干、黄油饼干或是专用于早餐的饼干提供的能量能够保证人们一直到午饭时都精力充沛。如果再吃一个水果、一个鸡蛋，喝一杯牛奶，就是一个完整而且能量充足的早餐，保证一上午都精力充沛。下午的茶点，吃几块饼干和喝一杯饮料，可以使你以饱满的工作热情一直持续到下班。

### 3. 别忘了维生素 C

维生素 C 的抗疲劳功效是众所周知的，此外，它还有助于增强免疫功能。

猕猴桃、柑橘类水果、红色水果、色彩鲜艳的蔬菜都含有大量的维生素 C。

**饮食专家：水果，提供维生素**

大脑正常工作需要多种维生素和矿物质。B 族维生素和维生素 C 对于维持人的智力和体力尤为重要。叶酸是人体生长发育以及神经系统运行所不可缺少的维生素，有利于提高学习能力和记忆力。绿色带叶蔬菜、甜瓜和草莓中叶酸的含量最高。维生素 C 有助于保持认识活动的有效进行。维生素 C 含量多的蔬菜和水果有番石榴、香芹、甜椒、猕猴桃、草莓和橙子等。所以每天保证吃 1 ~ 2 个水果，500 克蔬菜。

### 4. 铁的吸收不容忽视

许多女性都不喜欢吃红肉，然而，红肉所含的铁是红细胞的基本成分，可以保证向身体的所有器官供氧。缺铁会导致贫血，表现为极度疲乏。铁的最好来源是血肠、肝、红肉类、乳鸽、贻贝等。

### 5. 干果是能量补充剂

在进行体力和脑力活动之后，可以嚼一些干果或果干等，能快速补充体力。所以应常在包里放一些杏干、杏仁或榛子等，以备不时之需。

### 6. 牛奶很重要

每天最好至少要食用一种乳制品。牛奶可以提供丰富的钙，而钙则是强健骨骼的重要元素。

失眠的时候，喝一杯温热的牛奶：它含有的色氨酸可以促使形成 5- 羟基色胺，这种物质可以协助大脑调节睡眠。

## 吸烟者的饮食保健

烟草最早的享用者是美洲印第安人中的巫师，印第安人发明的吸食烟草之所以迅速传播到世界各地，是由于最初人们认为它有一定的药用功能。

随着科学的进步，特别是医学研究的不断深入，人们更加认识到吸烟的危害，越来越多的疾病被证实与吸烟有直接或间接的关系。近年来，医药科技人员对其毒性及其解毒方法进行了大量的研究，发现食品中有多种氨基酸具有中和尼古丁毒性的作用，如果调配得当，对于那些一时无法戒烟的“瘾君子”，可以作为一种权宜之计。

### 1. 多食富含组氨酸、阿斯巴酸、干酪素的食品

氨基酸的组氨酸、阿斯巴酸、干酪素有降解尼古丁毒性的作用。当人吸烟之后，食用含有这些成分的食品，就可吸附位于喉、食管、胃肠道的尼古丁，并与苯并芘、亚硝胺等致癌物质相结合，

改变这些有害物质的结构，使毒性降低。在 100 克牛奶中含组氨酸约 311 毫克，100 克花生粉中含阿斯巴酸 8.2 毫克，足以中和一支香烟所含的尼古丁。豆浆、面食、淡水鱼、牛肉、兔肉、瘦猪肉、动物内脏、鸡蛋清、芝麻等食品中都含有丰富的干酪素，具有减轻尼古丁毒性的作用。

**2. 多食有色果蔬**

胡萝卜素可以迅速降解血液中尼古丁的含量。胡萝卜素普遍存在于有色水果和蔬菜中，尤以绿色和黄色果菜中含量最为丰富，如胡萝卜、番茄、菠菜、南瓜、芹菜、韭菜、芥菜等。不过在食用时必须与有油脂的食物一起食用，如油炒、油炸，或同肉丝、肉片炒成荤菜，或用较多的香油凉拌，这样才能使更多的胡萝卜素被吸收和利用。每天抽 1 支烟会消耗大约 25 毫克维生素 C，皮肤容易出现皱纹或开始老化、长雀斑，头发枯黄等，因此每天抽 1 包烟以上者，应同时服用 500 毫克的维生素 C。多吃蔬菜、水果也能补充部分维生素 C，如柑橘类水果、草莓、椒类、甜瓜等。

**3. 多食鱼类**

吸烟者是肺病（尤其是肺癌）的高危人群，其患肺癌的可能性是非吸烟者的 20 倍以上。而食用鱼类越多，患肺病的可能性越小，尤其是深海鱼类效果更明显，每周吃 4 次以上，发生慢性阻塞性肺病的可能性会减少一半，支气管炎发病率可降低 1/3。

**4. 多饮茶**

茶叶营养丰富，能保护人体多种器官不发生癌变。日本人吸烟比例比美国人多1倍，但患肺癌死亡率只是美国人的一半，主要原因是日本人每天都喝茶。

## 应酬族的营养补充

每当节假日来临，各种各样的饭局不断，应酬族饭局更是一个接一个。饭局大多以荤菜为主，喝酒更是难以避免的，下面为应酬族们支几招，让你的聚会既有气氛又吃得营养。

**招数1：赴宴之前饼干垫底**

赴宴前最好先吃些苏打饼干、吐司，甚至用水果来垫底。一来可以增加饱足感，二来可避免在筵席中摄取过多的肉类与油脂。

**招数2：盘饰青菜多多进食**

筵席中往往缺少蔬菜类，建议不妨多吃盘饰中的青菜或水果，以补充纤维素与维生素的不足。蔬荤比掌握在3∶1至4∶1，这样即使脂肪吃多了，也能随蔬菜中的膳食纤维排出体外。

**招数3：汤汁鱼肉少量摄取**

如果希望在餐桌上减少油脂的摄取，建议少吃油炸的菜肴，或者将裹粉及肉类的外皮去除，而汤汁、浓汤和菜汁也尽可能少喝。

此外，避免摄取过多的蛋白质与胆固醇，鸡、鸭、牛羊肉等动物性食物要避免过量，否则人体呈酸性体质，容易疲劳。螃蟹、鳗鱼、虾等海鲜，胆固醇含量较高，最好不要过量食用。尤其在吃自助餐时，应当少吃此类食物，切忌吃得过饱，以免导致胃肠道、肝脏的负担加重。饮食顺序为：汤、蔬菜、主食、海鲜、肉等。

**招数 4：酒加冰块降低浓度**

在用餐当中，饮料也是必要的；怕胖的人，建议最好选择矿泉水或无糖的乌龙茶，若要喝酒助兴的话，就多加一些冰块，以降低酒精的摄取量。

饮酒要限量，少许酒可促进胃液分泌，有助于消化，促进血液循环。选择红葡萄酒最为适宜。劝酒、嗜酒和醉酒都不利健康。另外，最后一定要吃一点米饭。

**招数 5：最好选择菊花茶**

宴会中，不少女性认为，多喝饮料容易胖，不如用茶来替代。其实这种做法并不健康。因为茶叶中含有鞣酸和茶碱，这两种物质都会影响人体对食物的消化。在吃饭过程中和饭后半小时内应忌喝茶。饭前最好也少喝茶，如果要喝，应该选用菊花茶等淡茶。

**招数 6：饭后不要马上吃水果**

饭后马上吃水果不利于身体健康，这是因为食物进入胃以后，需要 1 ~ 2 小时的消化时间，才能缓慢排出。如果在饭后立即吃水果，就会被先吃的食物阻滞在胃内，水果中的果糖不能及时进入肠道，以致在胃中发酵，产生有机酸，引起腹胀和腹泻。长期如此，就会导致消化功能紊乱而致病变。

在此，需要提醒大家注意的是，在外出赴宴回到家之后的饮食一定要保持清淡，以素食为主，少油少盐，更要优先补充宴席上所缺乏的蔬菜、水果、杂粮、豆制品等，以保持整体的饮食平衡。另外，如果是晚上赴宴，无法及时改变饮食，那么饭后建议出去散步 40 分钟以上，第二天再从饮食上加以调整。

## 第五章

# 把吃出来的病吃回去

我们常说“病从口入”，失眠、肥胖、三高等疾病都是吃出来的。虽然我们听说过药食同源的道理，但当身体出现问题，我们还是本能地求助于医院。事实上，寓药于食一直是中医的优良传统。厨房里最常见的食材，往往有着你意想不到的神奇功效。

# 调理亚健康的营养处方

**★失眠**

失眠是一种经常性不能获得正常睡眠的病症，主要表现为入眠困难，或睡眠时间不足，或睡后梦多，或睡眠不深以致醒后疲倦，严重者可彻夜不眠。其发病时间可长可短，短者数天可好转，长者持续数日难以恢复。

失眠会引起人的疲劳感、不安、全身不适、无精打采、反应迟缓、头痛、注意力不能集中，它的最大影响是精神方面的，严重时会导致精神分裂和抑郁症、焦虑症、植物性神经功能紊乱等功能性疾病，以及各个系统如心血管系统、消化系统疾病。

**【相关营养素】**

色氨酸：一种人体必需的氨基酸，可以转变为一种在睡眠调节上扮演重要角色的神经信息传递物质，具有改善睡眠的作用。

烟酸（维生素 $B_3$）：实验证明，烟酸具有超强的催眠功效。

**【特效食物】**

1. 酸枣仁：酸枣仁为酸枣的种子，其水溶性成分有催眠作用，能够治疗惊悸失眠，可用于煮粥、煮肉汤，每次用量 10 ~ 25 克。

2. 百合：为百合之鳞茎，含淀粉、蛋白质、脂肪等多种营养成分，能清心安神，治心烦不安、失眠多梦。可煮粥，或加多种配料做菜，也可单味熬煎。

3. 莲子：为莲的种子，性苦寒，能清心安神，莲子心所含生物碱有强心作用，适用于心烦失眠。

【健康食谱】

酸枣仁粥：酸枣仁末15克，粳米100克。先以粳米煮粥，临熟，下酸枣仁末再煮。每日晚餐趁热温食。此粥宁心安神，适用于心悸、失眠、多梦、心烦。无论失眠多久，皆可选用。

百合绿豆粥：百合20克，绿豆25克，粳米50克。先煮绿豆至半熟，放入百合和粳米，再煮成粥，具有清心除烦的功效，适用于中青年失眠者，更适用于夏季服用。

莲心茶：莲子心2克，生甘草3克，开水冲泡代茶，每日数次。此茶具有清心、安神、降压之效，对高血压病伴有失眠者非常有效。

莲子百合煨瘦肉：莲子、百合各50克，瘦猪肉250克，葱、姜、盐、料酒、味精各适量。莲子去心，猪肉切块。将莲子、百合、猪肉放入砂锅内，加水适量，再加入配料，煮熟。适用于各类失眠。

【注意事项】

1. 睡前不要喝咖啡、浓茶或吸烟等，这些物质对入眠有一定的负面影响，可以喝些牛奶助眠。

2. 避免晚饭吃得太晚或过分油腻，忌食不易消化的食物。

3. 经常食用红枣、薏米、玉米、小米等补气血的食物做的粥或者糖水，因为常失眠会让人气血不足、发虚。

4. 有些患者是在食用某些特殊食物后发生失眠，可以将其找到，在平时食用时多加注意。

5. 睡前可以把手叠放在小腹上，采用腹式呼吸，把注意力转移到小腹，配合默念数数，能够很快地入睡，而且还有瘦腹部的功效。

6. 睡前可以用微烫的热水泡泡脚，至额头微汗为佳，也可用镂空的磨脚石搓一搓，促进血液循环，改善睡眠质量。

7. 睡前关好窗户，而且不要在睡前打扫房间。

8. 除了郁金香之外，卧室里最好不要有花卉，因为它们可能引起人们的过敏反应。

9. 定期运动不但有助于缓解压力，减少梦中惊醒，减轻失眠症状，而且可以延长深睡眠的时间，但需要注意的是，运动应该在睡前 2 小时前进行，因为运动会提高人体的体温，促进肾上腺素的分泌，使人精神振奋，难以入睡。

### ★健忘

健忘是指记忆力差、遇事易忘的症状。一般长时间用脑，不注意休息，就会导致头昏脑涨、反应迟钝、思维能力下降，以至于出现记忆力差、健忘等症状。这种情况在医学上称为功能性健忘。人到了中年，肩负工作重任，家务劳动繁多，记忆在大脑皮层的特定部位的事件常常“扎”得不深，也会导致功能性健忘。

除此之外，还有器质性健忘，它是由于大脑皮层记忆神经出了毛病，包括脑肿瘤、脑外伤、脑炎等，造成记忆力减退或丧失；

某些全身性严重疾病，如内分泌功能障碍、营养不良、慢性中毒等，也会损害大脑造成健忘。同时，随着年龄的增长，大脑本身也会发生一定程度的退行性变化，或者由于脑部动脉逐渐硬化而导致脑功能衰退。

**【相关营养素】**

葡萄糖：脑细胞的代谢很活跃，但脑组织中几乎没有能源物质，血液中的氧和葡萄糖就是大脑的能量来源。

维生素：丰富的维生素对维持视力、氨基酸代谢、脑及神经系统功能有非常重要的作用。

微量元素：锌、铁、铜和碘等微量元素，对我们的学习能力、中枢神经系统的兴奋性、大脑氧气的供应等有重要作用。

**【特效食物】**

核桃：核桃富含不饱和脂肪酸，属于健脑益智食品。每日以食用两三个核桃为宜，持之以恒，可起到营养大脑、增强记忆、消除脑疲劳等作用。

咖啡：咖啡可以在短时间内使大脑兴奋，如果需要我们集中注意力、记忆力做事，可以事先喝一杯咖啡。

橄榄油、鱼油：有不少的人，不是记忆不得法，而是大脑中缺乏记忆信息传递员——乙酸胆碱，如果经常吃点橄榄油、鱼油等“健康油脂”，便可极大地改善记忆力。

**【健康食谱】**

健脑酒：取核桃仁、红枣各 60 克，杏花 30 克（去皮尖），酥油、白蜜各 30 毫升，白酒 1500 毫升。将白蜜、酥油溶化，倒入白酒和匀，再将其余 3 味研碎后放入酒内，密封。浸 21 天后即可饮用，每次服 15 毫升，每日 2 次。主治健忘症。阴虚火旺者忌服。

健忘阿胶方：阿胶 10 克，白酒 10 ~ 15 毫升。阿胶放入容器内，加入白酒，蒸至阿胶全部溶化后取出，趁热打入 1 个鸡蛋搅匀，再蒸至蛋熟，顿服。每日 2 次。主治健忘症。

枸杞酒：枸杞 60 克，白酒 500 毫升。将枸杞浸入白酒内封固，浸 7 天后即可饮用，每晚服 1 小杯。主治健忘症。

**【注意事项】**

1. 勤于用脑，对新事物要保持浓厚的兴趣，适当地有意识地记一些东西，如喜欢的歌词、记日记等。

2. 保持良好情绪。良好的情绪有利于神经系统与各器官、系统的协调统一，使机体的生理代谢处于最佳状态，从而反馈性地增强大脑细胞的活力，对提高记忆力颇有裨益。

3. 要保证睡眠的质量和时间，睡眠使脑细胞处于抑制状态，消耗的能量得到补充。

4. 摸索一些适合自己的记忆方法。对一定要记住的事情写在笔记本上或便条上，外出购物或出差时列一个单子，将必须处理的事情写在日历上……都是一些可取的记忆方法。

## ★头痛

头痛是临床上常见的症状之一，通常是指局限于头颅上半部，包括眉弓、耳轮上缘和枕外隆突连线以上部位的疼痛。头痛的原因繁多，既可作为神经系统原发病的一个早期症状或中、晚期症状，如脑出血病人多较早出现剧烈头痛，脑肿瘤患者以头痛为主诉者更是普遍；头痛也可以是颈部疾病、肩部疾病及背部疾病的症状，还可以是全身疾病在头部的一个表现形式，如严重的细菌性感染时出现的头痛。

正是由于引起头痛的原因多而复杂，因此其临床分类也十分复杂。国际头痛学会按其功能将头痛分类为：偏头痛、紧张型头痛、从急性头痛和慢性阵发性半边头痛、非器质性病变的头痛、头颅外伤引起的头痛、血管疾病性头痛、血管性颅内疾病引起的头痛、其他物品的应用和机械引起的头痛、非颅脑感染引起的头痛、代谢性疾病引起的头痛及颅、颈、眼、耳、鼻、副鼻窦、牙齿、口腔、颜面或头颅其他结构疾患引起的头痛或面部痛、颅神经痛、神经干痛传入性头痛及颈源性头痛等。

**【相关营养素】**

B族维生素：B族维生素有益神经系统健康，如维生素$B_6$、维生素$B_2$、烟酸等，在维持大脑的正常功能和改善脑部血液循环方面有一定作用。有报道称，偏头痛患者按疗程服用维生素$B_2$后，既往头痛有明显改善。

色氨酸：色氨酸是一种氨基酸，在血液中可转变成一种能够减少疼痛的物质。

【特效食物】

薄荷：薄荷全株含有挥发油，其主要成分为薄荷醇、薄荷酮、葡萄糖甙及多种游离氨基酸，它有疏散风热、消炎镇痛的作用。

芹菜：从芹菜籽中分离出的一种碱性成分，对动物有镇静作用，对人体能起安神的作用，有利于安定情绪，消除烦躁。

【健康食谱】

三汁饮：生藕汁 100 ~ 250 克，西瓜汁 200 ~ 250 克，雪梨汁 50 ~ 150 克。将三汁混合，慢慢饮服。若在冰箱冷藏后服用，效果更佳。主治头痛。

薄荷糖块：薄荷粉 30 克（或食用薄荷油 5 毫升），白糖 500 克。将白糖放入锅内加水少许，以文火煎熬至较稠厚时，加入薄荷粉调匀，继续煎熬，至挑起即成丝状而不黏手时，离火将糖放在涂有食用油的大瓷缸中，待稍冷，将糖分割成 100 块左右即可，不拘时食用。主治头痛。

白菜姜糖茶：干白菜 1 块，生姜 3 片，红糖 60 克。以上三味加水煎汤，饮服。主治头痛。

芹菜根炒鸡蛋：芹菜根 5 个，鸡蛋 1 个。芹菜根洗净捣烂，炒鸡蛋吃。主治头风痛。

【注意事项】

1. 起床时间不能早于 6：30；午休小憩一会儿很有益；晚间休息前不宜饱食、饮浓茶或做过量的运动；熄灯睡觉，创造一个安静的休息环境，以降低大脑皮质兴奋性，使之尽快进入睡眠状态。

2. 尽量保持稳定、乐观的心理状态，遇事要沉着冷静，学会客观、理智地对待事情，不要过喜、过悲、过怒、过忧，如果确实有自己不能解决的问题，也要学会控制情绪，进行自我调节。

3. 避免应用致敏的药物及某些辛辣刺激性食物，煎、炸食物以及酪胺含量高的易诱发偏头痛的食物，如巧克力、乳酪、柑橘、冷饮、酒精类食物。其他会引起头痛的食物也应避免，如热狗及一些腌制食品，它们含硝酸，此化学物质会扩张血管，引起剧烈头痛。

4. 有些人摄取高量的盐会引发偏头痛，这类人应该少吃盐。

5. 有些有喝咖啡习惯的人，突然不喝，也会引起头痛，建议逐量减少。

### ★眩晕

眩晕是目眩和头晕的总称，以眼花、视物不清和昏暗发黑为眩；以视物旋转，或如天旋地转不能站立为晕，因两者常同时并见，故称眩晕。轻者发作短暂，休息一会儿可恢复正常。严重时甚至会感觉到天旋地转，不能站立，恶心、呕吐、心悸、出冷汗等。

按照病变部位的不同，大致可以将眩晕分为周围性眩晕和中枢性眩晕两大类。中枢性眩晕是由脑组织、脑神经疾病引起，比如听神经瘤、脑血管病变等，约占眩晕患者总数的 30%。周围性眩晕约占 70%，多数周围性眩晕与我们的耳朵疾病有关。周围性眩晕发作时多伴有耳蜗症状（听力的改变、耳鸣）和恶心、呕吐、出冷汗等自主神经系统症状。

【相关营养素】

氯化钠：盐的作用之一是它能维持人体内酸碱度的平衡，以保证细胞能在适宜环境中生长，缺盐易导致眩晕。

维生素 E：能够改善血液循环，促进内耳膜迷路积水的吸收，并可稳定血压。易产生眩晕者，应当积极摄取富含维生素 E 的食物，如蛋、青脊鱼和坚果类食品等。

烟酸：即尼克酸，能够降低胆固醇，改善血液循环，维护脑及神经系统的正常功能，对眩晕症患者有益。鸡蛋、鱼、牛奶等食物含有烟酸。

【特效食物】

天麻：天麻润而不燥，主入肝经，长于平肝息风，凡肝风内动、头目眩晕之症，不论虚实，均为要药。

黄芪：善补气。未剧烈运动、气温室温均属正常的情况下，出汗量较多，并伴有气短乏力、恶风、头晕、容易感冒等，可用黄芪调补。

【健康食谱】

天麻炖猪脑：天麻 10 克，猪脑 1 个洗净，同放炖盅内，加水适量，隔水炖熟服食。用于治肝阳上亢眩晕。

五月艾煮鸡蛋：五月艾生用 45 克，黑豆 30 克，鸡蛋 2 个，加水共煲熟服食。用于治血虚眩晕。

羊头黄芪汤：羊头1个（包括羊脑），黄芪20克，水煎服食。用于治肾精不足眩晕。

**【注意事项】**

1. 眩晕者应保持安静，心情愉快，保证充足的睡眠和休息，避免用脑过度、精神紧张等，适当参加体育锻炼。

2. 眩晕由颈椎病引起者，睡眠时要选用合适枕头，避免长期低头工作，并注意保暖。

3. 眩晕由高血压、动脉硬化引起者，要经常测量血压，保持血压稳定，控制饮食及血脂，饮食宜清淡，情绪要稳定。

4. 眩晕症患者在饮食方面应该多吃清淡的食物，少吃高脂肪、含盐量过高、甜食或非常油腻的食物，戒烟少酒。

5. 眩晕患者切记少吃生冷瓜果，以免生痰助湿。

### ★耳鸣

有些人常感到耳朵里有一些特殊的声音如嗡嗡、嘶嘶或尖锐的哨声等，但周围却找不到相应的声源，这种情况即为耳鸣。耳鸣使人心烦意乱、坐卧不安，严重者可影响正常的生活和工作。一般来讲，耳鸣可以由情绪激动、焦虑不安、精神紧张等诱发，也可以由耳部疾病导致。

由耳部疾病引起的耳鸣，称为耳源性耳鸣。它一般为低音调，如刮风、火车或机器运转的轰鸣声，也可能是高音调的，如蝉鸣、吹哨或汽笛声。外耳道疾病如耳垢（耵聍）、异物、肿瘤、真菌病，或炎症肿胀等堵塞，均可导致耳鸣，其轻重与堵塞程度有关。中耳疾病中，少数慢性中耳炎患者可有耳鸣，但程度轻微。鼓室负压、听骨链粘连或固定等，均可引起耳鸣。耳硬化症的耳鸣较为明显，开始为间歇性低音调，以后逐渐加重，并可转变为持续性，这类患者甚感痛苦。内耳疾病所引起的耳鸣，多属高音调，呈间歇性或持续性。

**【相关营养素】**

铁：缺铁易使红细胞变硬，运输氧的能力降低，耳部养分供给不足，可使听觉细胞功能受损，导致听力下降。

维生素 C、维生素 E：能提高人体对氧的利用率，改善末梢血流量，对内耳起保护作用。

维生素 D：能促进人体对钙的吸收利用。

咖啡因：可使耳鸣症状加重，耳鸣患者应禁忌。

**【特效食物】**

何首乌：补肝肾，益精血，乌须发，强筋骨，主治血虚萎黄，眩晕耳鸣。

桑葚：桑葚中的脂肪酸具有分解脂肪、降低血脂，防止血管硬化等作用；凡老年人肝肾不足，阴血两虚时，出现头晕目眩、耳聋耳鸣、腰膝酸软、须发早白，以及肠燥便秘等症，均可选用。

**【健康食谱】**

何首乌煮鹑蛋：鹌鹑蛋 2 ~ 5 个，先将何首乌 30 克、生地 15 克，加水 1 千克左右，煎取浓汁，药汁凉后放入鹑蛋同煮，蛋熟后剥去蛋壳，再放入药汁中煮片刻，吃蛋喝汤。有滋养肝肾，乌须黑发，延年益寿的作用。适用于头昏耳鸣、须发早白、未老先衰等症。每日或隔日吃 1 次，宜常服用。

桑葚糯米酒：桑葚子 5 千克，绞汁，与糯米饭（糯米 3 千克煮成）拌匀，再下酒曲适量装罐，外用棉花和稻草保温，7 天左右即可取酒服用。每次 4 汤匙，用开水冲服。有补肝肾、明耳目、抗衰老作用。适用于肝肾不足之耳鸣耳聋、视物昏花等衰老症状。

**【注意事项】**

1. 一旦患有耳鸣，要在积极治疗的同时，对耳鸣症状采取容忍的态度，做好与耳鸣长期共存的思想准备，对治疗将会起到积极的作用。

2. 对已有耳鸣的患者，应避免与噪声接触。

### ★疲劳综合征

疲劳综合征曾被称为“雅痞感冒”，几十年前当这种疾病刚刚在欧美发达国家出现时，曾经被讥笑为：“一群歇斯底里、上流阶层白种女人的抱怨。”因为它虽然让人陷入无法解释的疲倦感、头痛、肌肉痛、失眠，但很多人却认为这只是一些人的无病呻吟。但很快，随着生活节奏的日益提速，这种疲劳综合征开始迅速在全球蔓延。它的严重后果让人再也笑不出来，英国科学家贝弗里奇严肃地指出：“疲劳过度的人是在追逐死亡！”

辨识疲劳综合征并不容易，因为它的症状变化很大，常见的包括发热、喉咙痛、淋巴结肿大、极度疲劳、失去食欲、复发性上呼吸道感染、小肠不适、黄疸、焦虑、忧郁、烦躁及情绪不稳、睡眠中断、对光及热敏感、暂时失去记忆力、无法集中注意力、头痛、痉挛、肌肉与关节痛。这些症状与感冒及其他病毒感染相似，因此容易误判。通常医师会误诊为臆想病、忧郁症或精神引起的身体疾病。患此症的女性比男性多出 3 倍。

**【相关营养素】**

牛磺酸：身体缺乏牛磺酸，就像机器缺乏润滑油一样，身体的正常机能会受到影响，在工作中人们更容易出现劳累、疲乏、倦怠等症状。

维生素：尽管过量的维生素不能给健康的人提供更多的能量，但维生素的不足却极易造成疲劳。

铁：研究发现，人体内铁不足，也会引起疲劳无力感。

**【特效食物】**

人参：大补气血，增加气力，缓解疲劳症状。

天门冬：养阴清热，润肺滋肾，适用于慢性疲劳综合征。

**【健康食谱】**

双参肉：鲜人参 15 克，海参 150 克，瘦猪肉 250 克，香菇 30 克，青豌豆、竹笋各 60 克，味精、精盐、香油各适量。将海参发好，切块；香菇洗净，切丝；瘦猪肉洗净，切小块；竹笋切片。将以上 4 料与人参、青豌豆一起放砂锅内，加清水适量炖煮，以瘦猪肉熟烂止，加入味精、精盐、香油即可。每日 1~2 次，每次适量，每周 2 剂。大补气血，强壮身体，消除疲劳。适用于久病体虚不复，或年老体衰、精神萎靡、身体疲倦等症。

天门冬萝卜汤：天门冬 15 克，萝卜 300 克，火腿 150 克，葱花 5 克，精盐 3 克，味精、胡椒粉各 1 克，鸡汤 500 毫升。将天门冬切成 2 ~ 3 毫米厚的片，用水约 2 杯，以中火煎至 1 杯量时，用布过滤，留汁备用。火腿切成长条形薄片；萝卜切丝。锅内放鸡汤 500 毫升，将火腿肉先下锅煮，煮沸后将萝卜丝放入，并将煎好的天门冬药汁加入，盖锅煮沸后，加精盐调味，再略煮片刻即可。食前加葱花、胡椒粉、味精调味。佐餐食。常食能增强呼吸系统功能，增强精力，消除疲劳。

**【注意事项】**

1. 最好每年做一次体检，包括心电图及有关心脏的其他检查，以便早期发现高血压、高血脂、糖尿病，特别是隐性冠心病。

2. 善于劳逸结合。人人都要学会调节生活，短期旅游、游览名胜，爬山远眺、开阔视野；呼吸新鲜空气，增加精神活力；忙里偷闲听听音乐、跳跳舞、唱唱歌，都是解除疲劳，让紧张的神经得到松弛的有效方法，也是防止疲劳综合征的精神良药。

# 调治中老年常见病的营养处方

## ★糖尿病

糖尿病是一种比较常见的内分泌代谢性疾病。该病发病原因主要是由于胰岛素分泌不足，以及胰升高血糖素分泌过多。多见于 40 岁以上喜食甜食而肥胖者，城市多于农村，常有家族史，故与遗传有关。少数病人与病毒感染和自身免疫反应有关。

在临床上，糖尿病以高血糖为主要特点，典型病例可出现多尿、多饮、多食、消瘦等表现，即“三多一少”症状，血糖一旦控制不好会引发并发症，导致肾、眼、足等部位衰竭病变，严重者甚至会造成尿毒症。

现代医学将糖尿病分为四大类，即 1 型糖尿病、2 型糖尿病、妊娠糖尿病及其他特殊类型糖尿病。在糖尿病患者中，2 型糖尿病所占的比例约为 95%。

**【相关营养素】**

烟酸：烟酸是葡萄糖耐量因子的组成物，在身体内是可以增强胰岛素作用的营养素。

维生素 E：糖尿病患者对维生素 E 的需求量会增加，特别是胰岛素依赖型糖尿病患者，在补充维生素 E 后可减少胰岛素用量。

肌醇：可改善糖尿病患者神经及微血管病等情况。

**【特效食物】**

苦瓜：苦瓜粗提取物具有显著的降低血糖的作用，类似于胰岛素。

山药、菠菜、豌豆：均有不错的降血糖作用。

**【健康食谱】**

苦瓜烧豆腐：苦瓜 150 克，水豆腐 100 克，植物油、食盐适量。苦瓜去子切薄片，入锅炒至八成熟，加入豆腐、食盐，烧至熟透食用。有清热、利尿、降糖之功。

菠菜根汤：鲜菠菜根 60 ~ 120 克，干鸡内金 15 克。水煎服。每日 1 剂，2 ~ 3 次分服。敛阴润燥、止渴。适用于糖尿病、消渴饮水无度人群。

豌豆方：豌豆适量。每日取适量豌豆煮食，长期坚持，可见疗效。和中生津、止渴下气，适用于糖尿病。

山药粥：生山药 60 克，粳米 60 克，酥油适量。粳米加水如常煮粥。山药去皮捣为糊后用酥油炒，令凝，用匙揉碎，放入粥内拌匀，可做早点食用。此方润肺健脾，益气固精。适用于糖尿病脾肾气虚、腰酸乏力、大便溏泄、多食易饥者。

**【注意事项】**

1. 不暴饮暴食，吃饭要细嚼慢咽，多吃蔬菜，尽可能不在短时间内吃含葡萄糖、蔗糖量大的食品。

2. 性生活有规律，防止感染性疾病。

3. 不要吃过量的抗生素。有些病毒感染和过量抗生素会诱发糖尿病。

4. 多锻炼身体，少熬夜。

5. 糖尿病的主要病因是高血糖，因此患者饮食应以优质蛋白质即植物蛋白和粗纤维食物（蔬菜）为主，严格控制糖的摄入量，少吃含糖食物，如餐后甜品、蛋糕、哈密瓜、香蕉等甜水果都要少吃，而适宜选择一些含糖量少、水分多的水果，如苹果、杏子、不太甜的西瓜、橙子等。

6. 糖尿病患者不能吃糖是指日常饮食不能直接食用蔗糖和葡萄糖，果糖是可以吃的，果糖的分解不需要胰岛素的参与。但是蜂蜜的主要成分是果糖与葡萄糖，患者应慎食蜂蜜。

7. 目前美国糖尿病协会（ADA）主张糖尿病患者饮食中碳水化合物应占总营养成分的 55% ~ 60%，蛋白质摄入量不应超过每日总营养成分的 15%，以每日每千克体重 0.8 ~ 1.2 克为宜。每日脂肪摄入总量不能超过总营养成分的 30%，以每日每千克体重 0.6 ~ 1 克为好，如肥胖病人尤其有血脂过高或有动脉硬化者，脂肪摄入量应视具体情况进行调整。

8. 酒是糖尿病患者的禁食之品，长期饮酒会恶化糖尿病病情。

9. 淀粉能使血糖升高，因此糖尿病患者忌吃土豆、甘薯、藕粉、栗子、粉条等淀粉含量高的食物。

10. 糖尿病患者可饮冷茶而不宜饮热茶。因为茶叶中含有能抑制胰岛素合成的物质，同时也含有能除去血液中过多糖分的多糖类物质。倘若用开水或温开水泡茶，就使茶叶中的多糖类物质受到严重破坏而降低疗效。因此，糖尿病患者饮茶时，最好是用冷开水浸泡。

### ★高血压

高血压是一种以动脉血压持续升高为主要表现的慢性疾病。在静息状态下，正常成人收缩压≤ 18.7kPa（140mmHg），舒张压≤ 12.0kPa（90mmHg）。凡收缩压≥ 21.3kPa（160mmHg）或舒张压≥ 12.7kPa（95mmHg）者，均称为高血压。介于正常和高血压之间的，称为临界高血压。

高血压可伴有心脏、血管、脑和肾脏等器官功能性或器质性改变的全身性疾病。然而，大部分高血压患者都没有明显的症状，所以很多人是在体检量血压时才偶然发现的。当然，也有一部分人是在出现相关症状之后就医发现的，如头痛，尤其在太阳穴的两边痛，紧张时特别痛，而且痛时常有搏动的感觉。也有人会感到头晕、眼花、视物不清等，心胸部不适也有可能是症状之一，但不常见。

**【相关营养素】**

维生素 C：维生素 C 具有保护血管的作用。

维生素 E：具有软化血管的作用。

氯化纳：有近一半的高血压患者限制食盐量之后，血压有所下降。

钾、钙：饮食中这两种营养素降低，容易引起高血压。

**【特效食物】**

香蕉：含钾量特别高，有益于降血压。

花生：醋花生对降血压有一定的功效。

【健康食谱】

香蕉芝麻方：香蕉500克，黑芝麻25克。将黑芝麻炒至半熟，用香蕉蘸食。每日1剂，2～3次分食。滋补肝肾，润燥降压。适用于肾阴虚，肝阳上亢型高血压。

醋泡花生米：花生米若干。将花生米浸泡醋中，5日后食用，每天早上吃10～15粒。

松花蛋淡菜方：松花蛋1个，淡菜30克，调料适量。将淡菜泡发，去杂洗净，切末，加入松花蛋、调料拌匀食用。每晚1剂，连服10～15日。滋阴降火、解热除烦。适用于高血压、耳鸣眩晕。

【注意事项】

1. 高血压患者平时应注意精神上的调摄，保持心情开朗，多吃清淡之品如玉米粥、冬瓜汤、莲藕汤、丝瓜汤、水瓜汤，每周吃2～3次甲鱼薏苡仁粥，可缓解老年高血压之头晕头痛、目眩耳鸣、夜难入寐等症状。

2. 在吃过午饭后稍稍活动，应小睡一会儿，一般以半小时至一小时为宜，老年人也可延长半小时。无条件平卧入睡时，可仰坐在沙发上闭目养神，使全身放松，这样有利于降压。

3. 睡前娱乐活动要有节制，这是高血压病患者必须注意的一点，如下棋、打麻将、打扑克要限制时间，一般以1小时至2小时为宜，要学习控制情绪，坚持以娱乐健身为目的，不可计较输赢，不可过于认真或激动，否则会导致血压升高。

4. 早晨醒来，不要急于起床，应先在床上仰卧，活动一下四肢和头颈部，伸一下懒腰，使肢体肌肉和血管平滑肌恢复适当张力，以适应起床时的体位变化，避免引起头晕。然后慢慢坐起，稍微活动几次上肢，再下床活动，这样血压不会有太大波动。

### ★高血脂

高脂血症本来是中老年人的常见病，但是由于人们越来越不注意饮食，因此，高脂血症也开始威胁年轻人的健康。血脂增高，特别是血胆固醇增高，既是动脉硬化性心、脑血管病的主要原因之一，又与缺血性心脏病的发生率有明显关系，应引起重视。而人体内的胆固醇与中性脂肪需通过血液检查才能查出。以下方法可供自我判断。

1. 胆固醇过高时，皮肤上会鼓起黄色小斑块。多长在眼皮、胳膊肘、大腿、脚后跟等部位。

2. 中性脂肪过高时，皮肤内会出现许多小指头大小的柔软小疸状物，皮色正常，主要长在背、胸、腕、臂等部位，不痛不痒。

3. 手指叉处如果变成黄色，表示体内的胆固醇和中性脂肪都过高。

4. 肥胖者胆固醇积于肝脏内会引起肝大，在深呼吸时可触到肝脏下缘。

5. 睑黄疣是中年妇女血脂增高的信号。睑黄疣为淡黄色小皮疹，多发生在眼睑上，初起如米粒大，微微高出皮肤，与正常皮肤截然分开，边界不规则，甚至可布满整个眼睑。

【相关营养素】

烟酸：可以降低胆固醇并改善血液循环。

硒：是相当重要的抗氧化剂，具有降低血脂的作用。

卵磷脂：含有亚油酸及肌醇，有乳化剂的作用，能预防动脉硬化及心脑血管疾病。

【特效食物】

山楂：含有脂肪酶、山楂酸等，能扩张血管、降低血压、降低胆固醇。

泽泻：含有萜类化合物，可干扰体内胆固醇的合成，并能改善肝对脂肪的代谢，促进脂肪的分解。

莲藕：有一定的减肥消脂作用，常用可使血脂下降。

【健康食谱】

山楂粥：山楂 30 ~ 45 克（或鲜山楂 60 克），粳米 100 克，砂糖适量。将山楂煎取浓汁，去渣，与洗净的粳米同煮，粥将熟时放入砂糖，稍煮 1 ~ 2 沸即可食用。10 日为 1 疗程。可健脾胃、助消化、降血脂。

绿豆萝卜灌大藕：大藕 4 节，绿豆 200 克，胡萝卜 125 克。将绿豆洗净，置温水中浸泡 30 分钟后滤干。胡萝卜洗净，切碎捣成泥，用适量白糖将绿豆和胡萝卜调匀。藕洗净，用刀切开靠近藕节的一端，切下部分留作盖，将和匀的绿豆萝卜泥塞入藕洞内，塞满为止，将切下部分盖在原处，用竹签插牢，上锅隔水蒸熟。当点心吃，可降低血脂。

泽泻粥：泽泻 15 ~ 30 克，粳米 50 ~ 100 克，砂糖适量。先将泽泻洗净，煎汁去渣，入淘净的粳米共煮成稀粥，加入砂糖，稍煮即成。每日 1 ~ 2 次，温热服。降血脂、泻肾火、消水肿。

**【注意事项】**

1. 加强体力活动和体育锻炼。体力活动不仅能增加热能的消耗，而且可以增强机体代谢，提高体内某些酶尤其是脂蛋白酯酶的活性，有利于甘油三酯的运输和分解，从而降低血中的脂质。

2. 戒烟，少饮酒。适量饮酒，可使血清中高密度脂蛋白明显增高，低密度脂蛋白水平降低。酗酒或长期饮酒，则可以刺激肝脏合成更多的内源性甘油三酯，使血液中低密度脂蛋白的浓度增高引起高胆固醇血症。嗜烟者冠心病的发病率和病死率是不吸烟者的 2 ~ 6 倍，且与每日吸烟支数呈正比。

3. 避免过度紧张。情绪紧张、过度兴奋，可以引起血中胆固醇及甘油三酯含量增高。凡有这种情况，可以应用小剂量的镇静剂（遵医嘱）。

4. 高脂血症患者还要控制米饭量，因为过量的碳水化合物会转化为脂肪，所以每餐的主食应定量食用。

5. 多食豆类食物。多吃含纤维素、维生素的食物，如粗粮、大蒜、芹菜、粗燕麦、洋葱、茄子、海带、香菇、苹果、山楂等食品可以促进胆固醇的排泄，降低血脂，有预防动脉硬化的作用。

### ★脂肪肝

脂肪肝，是指由于各种原因引起的肝细胞内脂肪堆积过多的病变。引起脂肪肝的原因很多，主要是饮食不节，长时期饮酒，过分强调营养，追求高糖、高蛋白、高脂肪“三高”饮食；或一味减肥长期饥饿，也可造成肝内脂蛋白合成减少及肝细胞中脂蛋白释出障碍；或素有糖尿病、肥胖症以及药物等中毒性肝损害。

脂肪肝的临床表现多样，轻度脂肪肝有的仅有疲乏感，而多数脂肪肝患者较胖，故更难发现轻微的自觉症状。中重度脂肪肝有类似慢性肝炎的表现，可有食欲不振、疲倦乏力、恶心、呕吐、体重减轻、肝区或右上腹隐痛等，少数病人可出现脾大、蜘蛛痣和肝掌。由于患者转氨酶常有持续或反复升高，又有肝脏肿大，本病易误诊为肝炎，应特别注意鉴别。

**【相关营养素】**

硒：被称为重要的“护肝因子”，补硒能让肝脏中谷胱甘肽过氧化物酶的活性达到正常水平，对养肝护肝起到良好作用。

甲硫氨基酸：可促进体内磷脂合成，协助肝细胞内脂肪的转变。

**【特效食物】**

菠菜：甲硫氨基酸含量丰富。

何首乌：能够阻止胆固醇在肝内沉积，清除肝脏和血液中的低密度脂蛋白，防治脂肪肝。

**【健康食谱】**

何首乌粥：取何首乌 20 克，粳米 50 克，大枣 2 枚。将何首乌洗净晒干，打碎，再将粳米、红枣加清水600毫升，放入锅内煮成稀粥，兑入何首乌末搅匀，文火煮数沸，早晨空腹温热服食。

菠菜蛋汤：取菠菜200克，鸡蛋2个。将菠菜洗净，入锅内煸炒，加水适量，煮沸后，打入鸡蛋，加盐、味精调味，佐餐。

赤小豆鲤鱼汤：取赤小豆150克，鲤鱼1条（约500克），玫瑰花6克。将鲤鱼活杀去肠杂，与余两味加水适量，共煮至烂熟。去花调味，分2～3次服食。

**【注意事项】**

1. 整天坐办公室的人，如果能坚持每天多走一段路、多爬一次楼，对预防脂肪肝是有益的。

2. 肝脏是人体的化工厂，任何药物进入体内都要经过肝脏解毒，所以平时不要动不动就吃药。对出现有症状的脂肪肝患者，在选用药物时更要慎重谨防药物的毒副作用，特别对肝脏有损害的药物绝对不能用，避免进一步加重肝脏的损害。

3. 心情开朗不暴怒、少气恼，注意劳逸结合等也是相当重要的。

4. 多饮水，以促进机体代谢及代谢废物的排泄。

5. 要注意热量控制：男子1天饮食热量不超过1800千卡，女子不超过1500千卡。

6. 选用脱脂牛奶，烹调时尽量选用植物油，少食动物内脏、肥肉、脑髓等高脂肪、高胆固醇食物，少食煎、炸食物和甜食，每天盐的摄入量控制在6克以内。

### ★冠心病

冠心病是一种最常见的心脏病，是指因冠状动脉狭窄、供血不足而引起的心肌机能障碍和（或）器质性病变，故又称缺血性心脏病。其症状表现为：胸腔中央发生一种压榨性的疼痛，并可迁延至颈、颌、手臂、后背及胃部。发作的其他可能症状有眩晕、气促、出汗、寒战、恶心及昏厥。严重患者可能因为心力衰竭而死亡。

冠状动脉粥样硬化是冠心病最常见的病因。当冠状动脉狭窄，仅引起心肌一时性的供血量不足时可发生心绞痛；当冠状动脉发生急性闭塞时，心肌严重缺血且持久，使心肌发生结构上的损坏——坏死，则称为心肌梗死，其程度及后果均比心绞痛严重得多。精神紧张使心脏负担增加而且使冠状动脉发生痉挛及寒冷、兴奋、饱餐等均可诱发心绞痛；过强的体力劳动、饱餐或精神紧张、情绪激动等也可诱发心肌梗死。

**【相关营养素】**

维生素C：在脂肪代谢过程中，可刺激分解甘油三酯；在胆固醇代谢中，可刺激将胆固醇变为胆酸，并能保持动脉血管壁的完整。

钙：能降低血脂，防止动脉粥样硬化。

脂肪：是诱发冠心病的导火索，患者应该少吃含脂肪高的食物，通常每天的脂肪摄入量应占总热能的30%以下。

**【特效食物】**

黄豆及豆制品：豆类含植物固醇较多，有利于胆酸排出，大豆蛋白有降低胆固醇和预防动脉粥样硬化的作用。

山楂：富含维生素 C 和胡萝卜素，具有显著扩张冠状动脉和镇静作用。

海带、紫菜、黑木耳等：富含蛋氨酸、钾、镁、钙、碘，均有利于冠心病的治疗。

**【健康食谱】**

山楂益母茶：山楂 30 克，益母草 10 克，茶叶 5 克。将上 3 味放入杯内，用沸水冲泡，代茶饮用。每日 1 剂。适用于气滞血瘀、心络受阻型冠心病。

山楂柿叶茶：山楂 12 克，柿叶 10 克，茶叶 3 克。将上 3 味放入杯内，用沸水冲泡，代茶饮用。每日 1 ~ 2 剂。活血化瘀、降压降脂。适用于冠心病、高脂血症。

酸枣仁粥：酸枣仁 60 克，粳米 200 克。先将酸枣仁炒熟，加水煎沸 30 分钟，去渣，再加入洗净的粳米煮粥食用。每日 1 剂。补肝益胆、宁心安神。适用于冠心病之惊悸、盗汗、虚烦不眠、多梦等。

洋葱炒肉片：洋葱 150 克，瘦猪肉 50 克。瘦猪肉洗净切薄片，洋葱洗净切片，将油锅烧热，先放瘦肉翻炒，再放洋葱与肉同炒，加调料，再炒片刻即成。滋肝益肾，化浊去瘀，利湿解毒。主治冠心病、高脂血症、高血压。

【注意事项】

1. 避免饱食及吸烟、饮酒等，积极治疗高脂血症、动脉硬化症。

2. 平时保持心胸开阔，避免精神紧张，情绪激动，平时多注意休息。

3. 适当从事非竞技体育锻炼，如步行、慢跑、体操、太极拳等。

### ★痛风

痛风，是新陈代谢异常性的疾病，由于血液里的尿酸过高，引起尿酸盐聚积而沉淀在关节、泌尿道及软组织等引起肿痛的病症。一般情况下，男性发病率要高于女性，此病主要侵犯男性和老年女性，多数患者具有家族病史。临床特征为急性或者是慢性痛风性关节炎，反复急性发作。

【相关营养素】

维生素：关于营养素在痛风治疗中的作用，没有资料阐述，但有资料建议每天和食物一起服用维生素 $B_2$ 1 ~ 3 片。还有资料建议每天服用维生素 $B_6$ 3 次。

【特效食物】

牛奶、奶酪：它们所含嘌呤少；但不要喝酸奶，因为它含乳酸较多，对痛风患者不利。

马铃薯：可以降低血和尿液的酸度。

西瓜、冬瓜：不但是碱性食品，而且具有利尿作用，对痛风患者更有利。

【健康食谱】

马铃薯萝卜蜜：马铃薯300克，胡萝卜300克，黄瓜300克，苹果300克，蜂蜜适量。原料均切块榨汁，加蜂蜜适量饮用，可治痛风。

芦笋萝卜蜜：绿芦笋80克，胡萝卜300克，柠檬60克，芹菜100克，苹果400克。原料榨汁然后用蜂蜜调味饮用，适用于痛风，有利尿和降低血尿酸作用。

芦笋橘子汁：绿芦笋60克，胡萝卜300克，橘子200克，苹果400克。原料均切块入榨汁机中，酌加冷开水制成汁饮用，适用于痛风，可利尿降低血尿酸。

百合粳米粥：新鲜百合50～100克，粳米适量。加适量水煮粥，可长期服用，也可单味百合煎汁长期用。因百合中含一定量的秋水仙碱，对痛风性关节炎的防治有效。

【注意事项】

1. 妥善处理诱发因素，禁用或少用影响尿酸排泄的药物，如青霉素、四环素、大剂量噻嗪类及氨苯喋啶等利尿剂、维生素$B_1$、维生素$B_2$、胰岛素及阿司匹林（每天小于2克）等。

2. 肥胖者要积极减肥，减轻体重，这对于防止痛风发生颇为重要。

3. 注意劳逸结合，避免过劳、精神紧张、感染、手术，一般不主张痛风患者参加跑步等较强的体育锻炼，或进行长途步行旅游。

4. 控制每天总热能的摄入，少吃碳水化合物。此外，还要少吃蔗糖、蜂蜜，因为它们含果糖很高，会加速尿酸生成。蔬菜中的嫩扁豆、青蚕豆、鲜豌豆含嘌呤量高，也要限制食用。

5. 减少脂肪摄入：少吃脂肪，因脂肪可减少尿酸排出。痛风并发高脂血症者，脂肪摄取应控制在总热量的 20% ~ 25%。

6. 限制盐的摄入：吃盐量每天应该限制在 2 ~ 5 克。

7. 少吃辣椒等调料：辣椒、咖喱、胡椒、花椒、芥末、生姜等调料均能兴奋自主神经，诱使痛风发作，应尽量少吃。

### ★骨质疏松

骨质疏松是多种原因引起的一组骨病，骨组织有正常的钙化，钙盐与基质呈正常比例，以单位体积内骨组织量减少为特点的代谢性骨病变。在多数骨质疏松中，骨组织的减少主要由于骨质吸收增多所致。骨质疏松发病多缓慢，个别较快，以骨骼疼痛、易于骨折为特征。

现代医学研究发现，一般老年人都有不同程度的骨质疏松症。那么，为什么人老之后，骨质会疏松呢？《黄帝内经》中说："五脏之中，肾主藏精，主骨生髓。"肾精可以生化成骨髓，而骨髓是濡养我们骨骼重要的物质基础，人过了五六十岁，肾气开始减弱，肾精不足，骨头中的骨髓就相对减弱，进入一种空虚的状态；骨髓空虚了，周围的骨质就得不到足够的养分，就退化了、疏松了。

【相关营养素】

维生素 C：胶原是构成骨质的重要物质，足够的维生素 C 对胶原合成时所需要的一种重要酶的活性是必要的，故维生素 C 不足可能导致骨质疏松。

钙：人体中几乎 95% 的钙存在于骨骼中，所以钙的新陈代谢与骨质疏松的关系是非常密切的。

【特效食物】

排骨、豆腐：含钙量非常高，便于补充钙质。

枸杞子：久服有滋肾、补肝、强筋壮骨等功效。

【健康食谱】

鱼头炖豆腐：鲢鱼头 500 克，豆腐块 500 克，生姜、蒜瓣、食醋、精盐、麻油各适量。鱼头去鳃，肠洗净，从鱼骨中间横向剁成两大块，放入砂锅中，加姜片、蒜瓣、食醋和适量清水，用大火烧开，改用小火炖 45 分钟，加入豆腐块、麻油、盐，再炖 10 分钟，至豆腐入味，即可食用。鱼头和豆腐中均含有较高的钙质，有利于补充人体钙元素。

牛骨汤：新鲜牛脊骨两斤半，洋葱半个，土豆 1 个，番茄 3 个。牛骨头一般较大较硬，在市场买的时候可请商家剁成小块，回家清洗干净，飞水 5 分钟（在水中加入几片姜片去掉骚味）；番茄、洋葱、土豆切开；全部原料放进汤煲中，滴入几滴醋（好让骨头内的钙质更容易溶入汤内）。

【注意事项】

1. 骨质疏松患者最好的锻炼是每天走路，走到身上微微有汗，气血开始运行起来就好。这时内在的废弃物已经排出，这就达到目的了，不要大汗淋漓。

2. 保证足够的睡眠，每天晒 1 小时的太阳，晒太阳开始时时间短一些，然后慢慢增加。

3. 减少动物蛋白、盐、糖的摄入量，尽量少用含太多镁、磷的饮料和加工食品。同时，咖啡因、酗酒也会造成钙的流失，所以在日常生活当中应尽量避免。

## 缓解消化系统症状的营养处方

### ★口臭

口臭是指口内出气臭秽的一种症状。中医认为，口臭多由肺、脾、胃积热或食积不化所致，这些东西长期瘀积在体内排不出去就变成了毒素。贪食辛辣食物或暴饮暴食，疲劳过度，感邪热，虚火郁结，或某些口腔疾病如口腔溃疡、龋齿，以及消化系统疾病都可以引起口气不清爽。

【相关营养素】

维生素 C：可以帮助口腔及牙龈恢复健康及防止牙龈流血，同时还能排除过多的黏膜分泌物及毒素，这些物质皆可造成口臭。

蛋白质分解酶：有些单纯性口臭的形成是因为人体内缺乏一种消化酶，从而使蛋白质消化不完全所致，此酶可以帮助食物分解，尤其是残留在结肠中的食物颗粒。

**【特效食物】**

佩兰：此物芳香化湿，醒脾开胃，发表解暑，对口中甜腻、口臭、多涎等症有疗效。

丝瓜：丝瓜中含防止皮肤老化的 B 族维生素、恢复牙龈健康的维生素 C 等成分，可治口臭。

**【健康食谱】**

佩兰汤：佩兰适量。将佩兰煎煮成汤饮用，也可用此汤漱口，每天一次。芳香化湿，除臭爽口。

老丝瓜汤：老丝瓜 1 条，盐少许。将丝瓜洗净，连皮切断，加水煎煮半小时，放盐再煮半小时即成，每天喝 2 次。可清热降火，除口臭。

**【注意事项】**

1. 平时注意保持口腔湿润、勤喝水。
2. 有顽固性口臭的人，应坚持每顿饭后刷牙。
3. 吃饭时不要吃得过饱，饱食易引起口臭。
4. 睡眠时间不宜过长，过多的睡眠易导致口臭。
5. 每次就餐前，做十余次深呼吸，有助于避免产生口臭。
6. 养成饭后漱口的习惯，特别注意剔除残留在牙缝中的肉屑，这类含蛋白质较高的食物最易引起口臭。

7. 少吃脂肪类食物，多吃蔬菜和水果。

8. 喝新鲜的柠檬水对清肠净食有益，可防治口臭。

9. 每天放几片茶叶在口中不断咀嚼，可使口中经常保持清香。

## ★腹泻

腹泻是大肠疾病最常见的症状。《黄帝内经》中称腹泻为“泄”，汉唐时期多称为“下利”，宋代以后称为“泄泻”。根据腹泻的病因、发病部位、发病特点、粪便形状等，又分为湿泄、火泄、暑泄、热泄、食泄、气泄；胃泄、小肠泄、大肠泄、肾泄、直肠泄；水泻、滑泻等。一般将大便溏薄者称为“泄”，下如水样者称为“泻”。

正常成年人每天排便1次，成形、色呈褐黄色、外附少量黏液。也有些正常人每日排成形便两三次，只要无脓血，仍属正常生理范围。腹泻是指排便次数明显超过平日习惯的频率，粪质稀薄，水分增加，每日排便量超过200克，或含未消化食物或脓血、黏液。腹泻常伴有排便急迫感、肛门不适、失禁等症状。

腹泻分急性和慢性两类。急性腹泻发病急剧，病程在2～3周之内。慢性腹泻指病程在两个月以上或间歇期在2～4周内的复发性腹泻，通常每日大便次数在3次以上，有的还伴有不同程度的腹部疼痛或不适。由于慢性腹泻往往拖沓缠绵，治疗起来比较麻烦，成为肠胃疾病中最顽固的一种。

【相关营养素】

维生素 E：对人体的免疫系统功能有一定影响，有助于肠道细胞对抗发炎过程。

矿物质：长期腹泻易造成多种矿物质吸收不良，如钙、铁、镁、锌，可遵医嘱适当补充。

亚硝酸盐或硝酸盐：当人处于腹泻、消化功能失调，或胃酸过低时，肠内硝酸盐还原菌大量繁殖，此时食入亚硝酸盐或硝酸盐食物，会导致中毒而引起肠原性发绀。

【特效食物】

山药：含有皂甘、黏液质、胆碱、淀粉等成分，常用于腹泻的治疗。

茯苓：有健脾渗湿利水的功效，常用于腹泻的治疗。

【健康食谱】

荔枝山药粥：干荔枝肉 50 克，山药、莲子各 10 克，粳米 50 克。将前 3 味加水煮至酥，再加入淘净的粳米，煮成粥。每日 1 次，临睡前食用。可温肾健脾，固肠止泻。

茯苓粉粥：茯苓细粉 30 克，粳米 30 克，红枣 7 枚。先将粳米、红枣加水适量煮粥，粥将成时，加入茯苓粉，用筷子搅匀煮沸，加少许白糖调味。每日 1 ~ 2 次，可做早晚餐食用。可健脾渗湿，调中止泻。

薯蓣汤：淮山药 30 克，茯苓 15 克，神曲 10 克，红糖 10 克。水煎顿服，每日 1 剂。可补脾渗湿止泻。

【注意事项】

1. 衣着应随气温的升降而增减，避免过热，夜晚睡觉要避免腹部受凉。

2. 进食冰箱冷食要有节制。

3. 经常进行温水浴。

### ★腹胀

当胃肠道有多余的气体时，人便会出现腹胀。长期腹胀是消化不良的症状之一，大多数病人的腹胀是由于消化道功能紊乱所致，并无器质性病变。一般的腹胀虽然不是什么大的毛病，但如果整个腹部出现膨胀感，则可能是比较严重的疾病正在威胁着你的健康，如胃下垂、急性胃扩张、肝硬化、肾炎等。

此外，腹胀也可见于手术后肠麻痹、肺气肿、哮喘病、吸收不良综合征等；有些腹胀症状的发生还与情感刺激、不良的生活习惯及环境因素有关。腹胀还可能是肥胖症的一种表现，而妇女在月经期间和月经前期出现的腹胀现象，一般为正常的生理现象，不必惊慌。

【相关营养素】

膳食纤维：纤维食物都很容易在肠胃内部制造气体，从而导致腹胀的出现。但在摄入高脂肪食物后，适当补充纤维食物，有时反而会有减轻腹胀的功效。这是因为，高脂肪食物难以被消化、吸收，因而在肠胃里逗留时间往往比较长，而一旦有纤维加入，受阻塞的消化系统很可能迅速得以疏通。

果糖：果糖或山梨糖醇是产气的元凶。

**【特效食物】**

生姜：生姜含有消化酶，刺激唾液分泌，并可导气消胀。

半夏：具有补中健脾，消胀化湿的功效。

**【健康食谱】**

炒米生姜粥：粳米50克，生姜30克，精盐适量。将粳米淘净，炒至焦黄时，注入700毫升清水，烧开后，再将生姜洗净切薄片放入，小火慢熬成粥，下精盐，调匀。分1～2次趁热空腹服。适用于外感风寒、鼻塞流涕、咳嗽痰稀、胃寒呕吐、腹胀、食欲不振等症。

夏朴蜜汁：半夏6克，厚朴6克，蜂蜜适量。将半夏、厚朴煎取药汁，然后加入蜂蜜和开水服用。1日服1次。适用于烦躁不安、脘腹胀满等症。

**【注意事项】**

1. 吃东西时，细嚼慢咽，而且不要一次吃得太多、太撑。建议少食多餐。

2. 饭后不要一直闷坐在沙发上，可以起身走一走，洗个碗，或是散个步，温和轻缓的运动都有助于消化。

3. 如果是服用了特殊的药物如某些泻药或是减肥药而造成胃肠的胀气、不适，你可能就需要跟医生沟通，请求更换药物或是停药。

4. 克服不良情绪。忧伤脾，怒伤肝。焦躁、忧虑、悲伤、沮丧、抑郁等不良情绪也可能会使消化功能减弱，或刺激胃部造成过多的胃酸，其结果也会使胃内气体过多，造成腹胀加剧。

5. 不食用不易消化的食物。炒豆子、硬煎饼等硬性食物都不容易消化，因此在肠胃里滞留的时间会比较长，产生较多气体而引发腹胀。

6. 平时避免喝碳酸饮料，并且最好不要用吸管喝饮料，因为这些都会无形中增加气体的摄入。

7. 可以用暖水带热敷腹部，也可以饭后按摩腹部，当然这是病后采用的办法，真正治本的是克服不良情绪和注意锻炼身体，以及良好的饮食和生活习惯。

### ★便秘

科学地讲，便秘不是一种具体的病名，而是多种疾病的一个症状。便秘指粪便在人体的肠内停留过久，致使排便次数减少、粪便干结、排出困难或不尽。便秘有轻有重，不过无论哪种情况，都会让人感到烦恼。时间上可以是暂时的，也可以是长久的。

如果你有以下症状，说明得便秘了：（1）排便次数减少，2 ~ 3天或更长时间一次；（2）没有固定而规律的排泄时间；（3）粪质干硬，常觉得排便很困难；（4）常觉得腹胀、腹痛、食欲减退；（5）会排出难闻的屁。

【相关营养素】

叶酸：叶酸缺乏可引起便秘。

镁、钾、钠：这些盐类可刺激大肠蠕动，促进排便。

膳食纤维：膳食纤维缺乏是造成便秘的最普遍原因。

【特效食物】

苹果、香蕉、胡萝卜、蜂蜜：果胶含量多，可软化大便，减轻症状。

糠皮、麦麸、粗粮：可增加饮食中纤维的摄取量，以促进肠蠕动，减少便秘发生。

土豆、洋葱、黄豆：容易产气，气体在肠内鼓胀能增加肠蠕动，可下气利便。

【健康食谱】

蜂蜜麻油汤：蜂蜜 50 克，麻油 25 克。蜂蜜放入碗内搅拌起泡沫，边搅边将麻油缓缓掺入蜂蜜中，再搅匀即可。用开水冲饮（可冲开水约 1000 克），代茶饮。肠燥便秘者食之即可见效。

香蕉粥：香蕉 200 克，粳米 50 克。香蕉切成薄片，粳米淘洗净后煮粥，粥成时加入香蕉皮再煮约 10 分钟即可。适用于大便干结，小便短赤，身热，心烦，腹胀腹痛，口干口臭。忌同时食用大量的鱼、肉、蛋等高蛋白食物，以免形成胃石症。

【注意事项】

1. 要注意饮食的量，只有足够的量，才能刺激肠蠕动，使粪便正常通行和排出体外。特别是早饭要吃饱。

2. 要多喝水，特别是重体力劳动者，因出汗多、呼吸量大、水分消耗多，肠管内水分必然被大量吸收，所以要预防大便干燥就得多喝水。

3. 对经常容易发生便秘者一定要注意把大便安排在合理时间，每到时间就去上厕所，养成一个良好的排便习惯。

### ★胃痛

胃痛又称胃脘痛，是以胃脘近心窝处常发生疼痛为主的疾患，包括西医的慢性浅表性胃炎、慢性萎缩性胃炎、胃溃疡、十二指肠溃疡、胃痉挛、胃下垂等多种病症。

临床应根据胃痛的不同特点，分辨不同的疾病。若病程较长，而且反复发作，痛的时间有规律性，常伴有嗳气、嘈杂、吞酸，考虑为消化性溃疡；若上腹部疼痛闷胀，无明显规律性，食后加重，呕吐，局部压痛较广泛而不固定，应考虑慢性胃炎；若胃脘胀痛，常随情绪变化而增减，痛无规律性，经各种检查无器质性病变时，应考虑为神经官能症；若患者形体瘦长，食后脘腹胀痛不适，站立时胃痛加剧卧时减轻，应考虑为胃下垂。

**【相关营养素】**

脂肪：脂肪能抑制胃液分泌，但胃痛患者消化能力下降，故应少食肥肉等动物脂肪，可选用植物油类。

维生素 C：可保护胃黏膜和提高其防御能力，并促进局部病变的修复。

硫：进入人体的硫经过一系列代谢过程，绝大部分最终成为无机硫酸盐、硫酸酯及中性硫进入血液循环，功效之一就是健脾益胃、增进食欲，增加胃黏膜屏障机能，对各种慢性胃炎均有较好的治疗作用。

**【特效食物】**

花生：植物脂肪丰富，可抑制胃液分泌。

猴头菇：是治疗消化系统疾病和抑制胃痛的良药，因为它含硫非常高。

**【健康食谱】**

黄芪猪肉方：猪瘦肉 200 克、黄芪 30 克、猴头菇 60 克、延胡索 12 克、香附 12 克、高良姜 5 克、春砂仁 12 克、陈皮 10 克、淮山 30 克、白芍 12 克。先将猪瘦肉切成薄片，再和其余材料一起放入锅内，煮滚，后用文火煲 1 小时 30 分。主治慢性胃炎之胃痛。

党参瘦肉方：猪瘦肉 200 克、党参 30 克、猴头菇 60 克、鸡内金 12 克、川朴 10 克、木香 10 克、没药 10 克、春砂仁 12 克、台乌 10 克、甘草 8 克、淮山 30 克、白芍 12 克、黄芪 30 克。先将猪瘦肉切成薄片，再和其余材料一起放入锅内，武火煮滚，后用文火煲 1 小时 30 分。主治消化道溃疡之胃痛。

**【注意事项】**

1. 有吸烟嗜好的患者，应戒烟。

2. 胃痛的时候，尽量把皮带松开，这样可以让腹部舒服一点。平常尽量穿舒适宽松的衣服，以避免腹部受压。

3. 对于经常在晚上出现胃酸反流的人来说，最好采用右侧在上、左侧在下的睡姿，同时把头部垫高，这样就可避免胃酸反流的问题。

4. 不要在激烈运动之前或之后马上进餐。因为这样一来，会使得胃部负荷过重，而诱发胃痛。如果是忙着上运动场，那么宁可饿着肚子，也不要吃得太饱。

5. 谨防食物过酸、过甜、过咸、过苦、过辛，不可使五味有所偏嗜。

6. 长期胃痛的患者每日三餐或加餐均应定时，间隔时间要合理。急性胃痛的患者应尽量少食多餐，平时应少食或不食零食，以减轻胃的负担。

7. 胃痛者忌食物品有：胡椒、花椒、茴香、龙眼肉、辣椒、桂皮、草豆蔻、生姜、葱、洋葱、砂仁、狗肉、羊肉、白酒、冷茶以及各种冷饮、冰镇食品等。

### ★消化不良

消化不良实际上是所有胃部不适的总称，提示消化过程受到某种因素的干扰。现代医学认为，消化不良是由消化系统本身的疾病或其他疾病所引起的消化机能紊乱综合征。本证常因暴饮暴食、时饱时饥、偏食辛辣甘肥或过冷、过热、过硬之食物而引起。

上腹部疼痛是消化不良最常见的症状。疼痛多无明显的规律性，特点与胃溃疡极相似。早饱、上腹胀、嗳气也为常见的症状，可单独或一组症状出现，有时伴有腹痛。相当多的患者伴有失眠、焦虑、抑郁、头痛、注意力不集中等精神症状，可能与患者对某些疾病的恐惧心理有关。

**【相关营养素】**

凤梨酶：又名菠萝蛋白酶，菠萝中含有这种酶，能促进消化，并协助吸收食物和补品的营养，故建议餐后享用一片菠萝。

膳食纤维：促进胃肠蠕动，加快消化。

**【特效食物】**

山楂、菠萝：含消化酶比较多，可促进消化。

木瓜：含有木瓜蛋白酶，和人体内的胃蛋白酶相似，并含有其他分解牛奶蛋白和帮助消化淀粉的酶。

**【健康食谱】**

山楂肉粥：山楂30～40克，粳米60克，红砂糖10克，肉末60克。先将山楂煎取浓汁，去浮渣后加入粳米、肉末一同煮成粥，食用时加红糖，空腹食用效果更佳。此粥可消食降气。

木瓜排骨汤：鲜木瓜1个，花生仁150克，猪排骨500克，红枣9枚，以及食盐、味精适量。鲜木瓜去皮、子，洗净切厚片；花生用清水浸泡30分钟；排骨洗净剁成小块；红枣去核，洗净。将上述原料全部放入砂锅中，加清水适量，用大火煮沸后，再改用小火炖3小时，加入食盐、味精调味即可。佐餐食用，每天1～3次，每次150～200毫升。本汤具有清热润燥、健脾通便之功效，适用于慢性胃炎、胃及十二指肠溃疡所致的消化不良。

白术菊花肫：鸭肫 200 克，白术 20 克。A 料：盐、味精、太白粉、黄酒、醋、酱油各适量。B 料：葱末、姜末、青蒜各 1 大匙，麻油适量。将鸭肫洗净，每个切成四块，在切口处划出交叉口，放沸水中氽一下，待肫花翻开时捞起。将白术加水 1 杯煎煮 30 分钟，滤取药汁约 1 大匙，放在小碗中，加入一部分 A 料拌匀备用。炒锅下油烧热后，放入肫花翻炒至熟，再加剩余 A 料拌炒至汁稠，加入 B 料，炒匀即可。此法可健脾和胃，补中助气，适合脘腹胀闷、消化不良等。

【注意事项】

1. 秋凉之后，昼夜温差变化大，要注意胃部的保暖，适时增添衣服，夜晚睡觉盖好被褥，以防腹部着凉而引发胃部不适。

2. 饮食应以温、软、淡、素、鲜为宜，做到定时定量、少食多餐，使胃中经常有食物和胃酸进行中和。

3. 消化不良等症的发生与发展，与人的情绪、心态密切相关。因此，要讲究心理卫生，保持精神愉快和情绪稳定，避免紧张、焦虑、恼怒等不良情绪的刺激。同时，注意劳逸结合，防止过度疲劳而殃及胃病的康复。

4. 避免燥热、辛辣食品，如烧烤煎炸食品、咖啡、碳酸饮料、橘汁、脂肪食品、面食、胡椒、马铃薯片、红肉、西红柿以及辛辣食品。

5. 消化不良者的饮食宜温和，无刺激，进餐时忌饮水，以免稀释胃液，妨碍消化。

## ★胆结石

胆结石又称胆系结石病或胆石症，是胆道系统的常见病，按发生部位可分为胆囊结石、胆总管结石和肝内胆管结石三种类型。

胆囊结石多为胆固醇和混合性结石。其发生在胆囊内一般不会引起黄疸，也不会产生绞痛（除卡住了胆囊管外），患者平时偶有中上腹或右上腹的饱闷感，有时有嗳气、嗳酸、腹胀等消化不良症状，吃油腻食物后症状加重。部分病人终身没有症状。

胆总管结石多见于胆红素结石，可原发于胆总管，也可来自胆囊或肝内胆管。当胆石在胆总管内卡住时，病人出现疼痛，常有黄疸、寒战、发热，大便呈灰色，小便颜色深如浓茶一样。如此时又有胆总管炎症时，就会导致高热、昏迷等。

肝内胆管结石多为胆红素结石，占胆石症的15%左右。由于胆石较小，呈泥沙样，容易向下流动，因此多同时合并有胆总管结石。病人常从幼年时就有反复发作的腹痛、发冷、发热、黄疸等病史。病人的眼睛、皮肤会发黄，即常说的“梗阻性黄疸”。因为胆道被阻塞会引起胆道炎，还会引起重症胆管炎，出现中毒、休克、血压下降、脉搏加快、神志淡漠等症状，体温可高达39℃以上。其他感染还会引起肝内化脓性胆管炎、肝脓肿等。

【相关营养素】

维生素C：对新陈代谢有着至关重要的作用，若人体摄入高胆固醇饮食，就会导致维生素C缺乏，并容易产生胆结石。

氨基乙磺酸：有动物试验证明，给予动物会促使胆固醇结石形成的饮食时，补充氨基乙磺酸可以抑制结石形成。

**【特效食物】**

金钱草：有利尿通淋及排石的作用，中医常用于治疗胆、肾结石。

蒲公英：清热解毒，治疗胆结石。

**【健康食谱】**

蒲公英粥：蒲公英 40 ~ 60 克（鲜品 60 ~ 90 克），粳米 50 ~ 100 克。将蒲公英择净，放入锅中，加清水适量，浸泡 5 ~ 10 分钟后，水煎取汁，加大米煮粥，或将鲜蒲公英择洗干净，切细，待粥熟时调入粥中，纳入白糖，再煮一二沸即成。每日 2 ~ 3 次，稍温服。3 ~ 5 天为一疗程。

清蒸鲑鱼：鲑鱼 1 片（300 克），葱 60 克，大蒜、辣椒各 20 克，生粉 1 大匙，盐 1/2 小匙，蚝油、胡椒粉、白糖各 1 小匙，料酒、水各 1 大匙。鲑鱼洗净，用料酒、生粉、盐腌 15 分钟。葱切丝、蒜切片、辣椒切丝，取一半的量铺盘底，再把腌好的鱼放上。鱼表面淋上调匀的耗油、胡椒粉、白糖、料酒、水等调味料，将剩余的葱丝等铺上，送入蒸笼大火蒸 10 分钟，用筷子刺鱼肉、不沾筷即可食用。能降低胆固醇、预防胆结石，滋味也十分鲜美。

豆薯拌番茄：豆薯 200 克，大番茄 100 克，金橘酱 3 大匙，黑芝麻少许。将番茄、豆薯洗净切条状，放入容器里。加入金橘酱、黑芝麻拌匀，凉拌 2 小时后即可食用。清清凉凉的凉拌食谱，不但消暑，还能预防胆结石、减少胆固醇。

【注意事项】

1. 平时多运动。有些人运动少，天长日久其胆囊肌的收缩力必然下降，胆汁排空延迟，容易造成胆汁瘀积，胆固醇结晶析出，为形成胆结石创造了条件。

2. 注意减肥。研究表明，体重超过正常标准 15% 以上的人，胆结石发病率比正常人高 5 倍。

3. 一定要吃早餐。长期不吃早餐会使胆汁浓度增加，有利于细菌繁殖，容易促进胆结石的形成。

4. 餐后不要吃零食。餐后坐着吃零食的习惯可能是中国人胆结石发病率增高的原因之一。当人呈一种蜷曲体位时，腹腔内压增大，胃肠道蠕动受限，不利于食物的消化吸收和胆汁排泄，饭后久坐妨碍胆汁酸的重吸收，导致胆汁中胆固醇与胆汁酸比例失调，胆固醇易沉积下来。

5. 每晚喝一杯牛奶或早餐进食一个煎鸡蛋，可以使胆囊定时收缩、排空，减少胆汁在胆囊中的停留时间，有效预防胆结石。坚果类食物也是预防胆结石的绝佳选择。

6. 胆结石患者绝对不能吃内脏、蛋黄等富含胆固醇的食物；禁食如马铃薯、豆类、洋葱等容易产生气体的食物；脂肪含量多的高汤也在禁忌之列；少吃生冷、油腻、刺激性及烈酒等易助湿生热食物，使胆汁瘀积；加工食品和高糖分的食物也要避免进食。

# 消除呼吸系统病的营养处方

## ★感冒

感冒是一种外感风邪或时行病毒所引起的上呼吸道感染性疾病，俗称“伤风”。临床表现为发热、恶寒、头痛、鼻塞、流涕、喷嚏、阵咳、咽喉肿痛、脉浮等。由于外感病邪不同，感冒患者在症候表现上有风寒感冒、风热感冒、寒包火感冒、暑湿感冒、时行感冒（流行性感）之分。

感冒一年四季皆可发病，以冬春寒冷季节为多。现代医学认为，当人体受凉、淋雨、过度疲劳等诱发因素，使全身或呼吸道局部防御功能降低时，则原已存在于呼吸道的或从外界侵入的病毒、细菌可迅速繁殖，引起本病。

**【相关营养素】**

维生素 C：研究发现，补充维生素 C 是预防和治疗感冒的非常有效的方法。很多感冒药中都加入了维生素 C，如 VC 银翘片。

锌：有一项资料表明，虽然锌不能杀死感冒病毒，但它能防止病毒的繁殖和复制。

**【特效食物】**

生姜：生姜治感冒具有发汗解表、温肺止咳等功效，经常用于风寒感冒、咳嗽等病症。

苦参：自古便有苦参泡酒治感冒的疗法。

【健康食谱】

苦参鸡蛋：鸡蛋 1 枚，苦参 6 克。将鸡蛋打碎搅匀，苦参煎水取汁，用沸水冲鸡蛋，趁热服。对流行性感冒有良效，对轻症头痛、发热、咳嗽、咽痛见成效。

生姜白萝卜汤:生姜5片,白萝卜片适量,红糖少许。一同煎汤,睡前饮服。可治感冒引起的头痛。

【注意事项】

1. 感冒期间别锻炼。激烈的运动后大约 24 小时内，会出现免疫抑制的情况，在这段时间里，免疫细胞开始“罢工”，进行休息调养，感冒病毒会趁势入侵体内。

2. 应坚持每天开窗通风 2 次，每次 20 分钟左右，这样才能减少空气中病原微生物的滋生，有效防治感冒。但需要注意的是，通风时要避免对流风直吹身体。

3. 冬季室内环境特别干燥，家里最好购买一台加湿器，以保证室内的湿度适宜。但在使用加湿器时，要注意定时清洁，以免细菌在加湿器中滋生。

4. 给予充足的水分，可多喝酸性果汁，如山楂汁、猕猴桃汁、红枣汁、鲜橙汁、西瓜汁等，以促进胃液分泌，增进食欲。

5. 饮食宜清淡、稀软少油腻,如白米粥、牛奶、玉米面粥、米汤、烂面、蛋汤、藕粉糊、杏仁粉糊等。高热、食欲不好者,适宜流食、半流食，如米汤、蛋花汤、豆腐脑、豆浆等。流感高热、口渴咽干者，可进食清凉多汁食物，如莲藕、百合、荸荠等。

6. 多食蔬菜、水果等富含维生素的食物。这样可补充由于发热造成的营养素损失，增强抗病能力。蔬菜、水果能促进食欲，帮助消化，同时可补充大量人体需要的维生素和各种微量元素，补充因感冒食欲不振所致的能量供给不足。风寒感冒，可多食生姜、葱白、冬瓜、丝瓜、黄瓜等；邪热内伏时，则宜多食西红柿、藕、柑橘、苹果、杏、鸡蛋、枇杷、甘蔗等。

7. 风寒感冒忌食生冷瓜果及冷饮。风热感冒发热期，应忌用油腻荤腥及甘甜食品；风热感冒恢复期，也不宜食辣椒、狗肉、羊肉等辛辣的食物。暑湿感冒，除忌肥腻外，还忌过咸食物如咸菜、咸带鱼等。

### ★咳嗽

咳嗽是秋冬季节的常见病症，也是人身体的保护性反应，如吃饭时不小心米粒呛入喉管时，可通过剧烈的咳嗽将异物排出；发生气管炎、肺炎时，通过咳嗽、咳痰，可以把肺内的细菌及组织破坏产物排出体外。

可以说，咳嗽是人体清除呼吸道内的分泌物或异物的保护性呼吸反射动作。虽然有其有利的一面，但剧烈长期咳嗽可导致呼吸道出血。正确区分一般咳嗽和咳嗽变异性哮喘，而对于咳嗽的治疗如果用药不当的话，不仅不能够止咳，反而会加重病情。

**【相关营养素】**

氯化纳：咳嗽患者要减少盐的摄入，因为这会影响肾的排泄，对患者排尿不利，对防感染不利。

维生素 E：强力抗氧化剂，用于复原组织及改善呼吸。

维生素 A 或胡萝卜素：帮助发炎的黏膜恢复正常。

**【特效食物】**

杏仁：杏仁中含有苦杏仁苷，苦杏仁苷在体内能被肠道微生物酶或苦杏仁本身所含的苦杏仁酶水解，产生微量的氢氰酸与苯甲醛，对呼吸中枢有抑制作用，达到镇咳、平喘作用。

白萝卜：白萝卜含芥子油、淀粉酶和粗纤维，具有促进消化、增强食欲、加快胃肠蠕动和止咳化痰的作用。

**【健康食谱】**

方一：紫苏、杏仁、生姜、红糖各 10 克。将紫苏与杏仁捣成泥，生姜切片共煎，取汁去渣，调入红糖煮至溶化，日分 2 ~ 3 次饮用。本方散风寒，止咳嗽，对外感风寒引起的咳嗽有效。

方二：苦杏仁 6 ~ 10 克，生姜 3 片，白萝卜 100 克。上药打碎后加水 400 毫升，文火煎至 100 毫升，可加少量白糖调味，每日 1 剂，分次服完。本方散寒化痰止咳，适用于外感风寒咳嗽。

**【注意事项】**

1. 休息可减轻病情，所以咳嗽患者要注重休息。

2. 保持身体温暖，使身体不要再伤风。

3. 多喝水，可补充身体上消耗过多的水分。

4. 接触新鲜空气，有的患者在山中休养，痊愈很快，这是因新鲜空气不会加重刺激肺和气管的缘故。

### ★哮喘

哮喘，全称为支气管哮喘，是一种过敏性疾病，多数在年幼或青年时发病，以后每遇气候变化、疲劳过度、饮食不当、起居失宜等因素而诱发。一般秋冬季节最易发病，其次是春季，夏令多能缓解，部分则常年反复发作。发病时，呼吸困难，呼气延长，并伴哮鸣、咳嗽、痰多呈黏液或稀涎样、咯吐不利之症，必须等痰咯出方可短暂平息，但转眼又开始发作，每次发作持续数分钟、数小时或数日不等，让患者十分痛苦。

由于哮喘的阵发性特征，长期以来没有受到应有的重视。据调查显示，我国至少有2000万以上哮喘患者，但只有不足5%的哮喘患者受到过正规治疗。这不仅对疾病的防治十分不利，而且还可能影响到整个呼吸系统，引发其他病症。

**【相关营养素】**

维生素$B_6$：有研究表明，哮喘患者体内维生素$B_6$含量比正常人低。

维生素$B_{12}$：有报道指出，维生素$B_{12}$可能对因食用添加亚硫酸盐的食物而引发哮喘的患者特别有效。

镁：约有25%的哮喘患者，体内镁含量偏低。

**【特效食物】**

核桃：核桃油润燥化痰、温肺润肠，可有效预防哮喘。

杏仁：杏仁苷分解后产生氢氰酸，能抑制咳嗽中枢起到镇咳平喘的作用。

【健康食谱】

薏米煮猪肺：猪肺 1 个，薏米 150 克，萝卜 150 克。将猪肺洗净切块，萝卜洗净切块，和薏米一起放入砂锅，加水文火炖煮 1 小时，加调料即可食用。理虚润肺，止咳平喘，适用于支气管哮喘、慢性支气管炎。

核桃杏仁蜜：核桃仁 250 克，甜杏仁 250 克，蜂蜜 500 克。先将杏仁放入锅中煮 1 小时，再将核桃仁放入收汁，将开时，加蜂蜜 500 克，搅匀至沸即可。每天取适量食用。适用于老年肺肾不足、咳嗽痰多、肠枯便燥之症。

【注意事项】

1. 每当急性哮喘发病时，首要问题是情绪必须乐观稳定，千万不要紧张，因为紧张会使全身肌肉处于紧张状态，氧的消耗量增加，容易加重缺氧。

2. 通过散步及慢跑的锻炼，可以改善和增强肺部呼吸功能，使肺泡能有足够的活动，有效地增强肺组织弹性，提高肺泡张开率，从而增加肺活量。同时，锻炼时全身都处于放松状态，小支气管痉挛随之缓解，哮喘症状亦得到改善。

3. 哮喘发作时出汗较多，体内水需求量也多，而缺水会使气道内分泌物变得黏稠，难以顺利喷出，呼吸道受阻，加重了缺氧并使排痰困难，因此哮喘患者平时要多喝水。

4. 哮喘患者饮食忌过甜、过咸，甜食、咸食能生痰热，可以引发哮喘病；不喝冷饮及含气饮料，雪糕、冰棒、可乐等冷饮及含气饮料易诱发哮喘；忌吃刺激性食物，如辣椒、花椒、茴香、芥末、咖喱粉、咖啡、浓茶等；忌吃产气食物，如地瓜、芋头、土豆、韭菜、黄豆、面食等；过敏性哮喘者，应忌食引起过敏的食物，如鱼、虾、鸡蛋、羊肉、巧克力等。

### ★肺炎

肺炎是指终末气道、肺泡和肺间质的炎症，大多数由微生物引起，包括病毒、细菌、真菌、立克次体、衣原体、支原体及原虫等，其中最常见的是由细菌引起，约占肺炎病例的70% ~ 80%。30岁以上的成人肺炎的最常见病因是肺炎链球菌。肺炎支原体为一种类似细菌的微生物，是年龄较大儿童和青年特别常见的病因，常见于春季。

肺炎常有受寒、淋雨、疲劳等诱因，约半数患者有上呼吸道感染的先兆症状。发病骤急，症状有寒战、高热、体温在数小时内上升至39℃ ~ 41℃；呈稽留热，伴头痛、衰弱、全身肌肉疼痛、呼吸急促、心率快、常有发绀；炎症常波及胸膜，引起刺痛，随呼吸和咳嗽加剧；开始痰为黏液性，以后转为脓性，也可带血或呈铁锈色；部分患者伴有消化道症状如恶心、呕吐、腹胀、腹泻等；肺炎发生在肺下叶，炎症波及膈肌，疼痛感可放射至上腹部。严重肺炎有神经系统症状如神志模糊、烦躁不安、嗜睡、谵妄和昏迷。

【相关营养素】

锌：研究数据显示，缺锌儿童患上肺炎以及因此死亡的风险更高。适当补锌不仅可以减少儿童肺炎的发病率，而且在重症肺炎的急性发病期，补锌还能缩短病程，降低治疗失败率。

蛋白质：蛋白质不足会令儿童的总体免疫力降低，因为要使免疫系统正常发挥作用，机体必须摄入足够的蛋白质和能量。

【特效食物】

荸荠：清热消炎，生津止渴，对于肺炎有缓解功效。

雪梨：含苹果酸、柠檬酸、维生素 $B_1$、维生素 $B_2$、维生素 C、胡萝卜素等，具生津润燥、清热化痰之功效，特别适合肺炎患者食用。

【健康食谱】

绿豆荸荠粥：绿豆 60 克，荸荠 100 克，大米 100 克。将荸荠洗净去皮，切成小块；绿豆、大米均去杂，洗净，备用。锅内加水适量，放入绿豆、大米煮粥，六成熟时加入荸荠块，再煮至粥熟即成。每日 1 ~ 2 次，可长期服食。适用于急、慢性肺炎。

雪梨汁饮：雪梨 250 克。将雪梨洗净，去皮，切薄片，用凉开水浸泡 2 小时，然后用洁净的纱布包裹绞汁即成。一次饮完，每日 1 ~ 3 次。对肺炎咳嗽、消渴、便秘有一定作用。

【注意事项】

1. 多翻身拍背，帮助呼吸道分泌物排出。

2. 自备温湿度计，保持空气流通，每天开窗 2 ~ 3 次。控制室内的温湿度，温度约在 18℃～22℃，湿度约在 60% 左右。

3. 高热患者宜进食清凉素淡、水分多、易吸收的食物，如果汁、米汤、绿豆汤等。退热后，体质虚弱，但无呕吐、腹泻的患者，可给予流质饮食，同时增加瘦肉、猪肝、新鲜蔬菜、水果，以加强营养；食欲渐好者，可给予半流质饮食，如粥、软面、菜泥等。

4. 肺炎患者要戒烟，避免吸入粉尘和一切有毒或刺激性气体；肺炎高热期，患者应忌食坚硬、高纤维的食物，以免引起消化道出血；禁食生葱、大蒜、洋葱等刺激性食品，防止咳嗽、气喘等病状的加重。

### ★咽炎

咽炎是咽部黏膜、黏膜下组织的炎症，常为上呼吸道感染的一部分，多发于教师、演员等职业。祖国医学中，二者统统归入喉痹的范畴。根据病程的长短和病理改变性质的不同，分为急性咽炎与慢性咽炎两大类。

急性咽炎是咽黏膜并波及黏膜下及淋巴组织的急性炎症，常继发于急性鼻炎或急性扁桃体发炎之后或为上呼吸道感染之一部分。亦常为全身疾病的局部表现或为急性传染病之前驱症状。

慢性咽炎主要为咽黏膜慢性炎症，弥漫性炎症常为上呼吸道慢性卡他性炎症的一部分，局限性炎症则多伴有咽淋巴样组织的炎症。慢性咽炎多是由感冒等急性咽喉炎反复发作或多次感染所致，主要症状为咽部不适，有异物感或轻度疼痛，喉咙发干，轻度咳嗽、恶心、咽部充血等。慢性咽炎患者因咽分泌物多，多会微咳清嗓。慢性咽炎会引发急性肾炎、风湿病、心肌炎等全身性并发症，不容轻视。

**【相关营养素】**

B 族维生素：有利于促进损伤咽部的修复，并消除呼吸道黏膜的炎症。

维生素 E：是一种强力抗氧化剂，有利于改善呼吸。

**【特效食物】**

绿茶：科学研究结果表明，绿茶中保留的天然物质成分，对防衰老、防癌、抗癌、杀菌、消炎等均有特殊效果。

板蓝根：有抗菌消炎的作用。

**【健康食谱】**

方一：取橄榄 2 枚，绿茶 1 克。将橄榄连核切成两半，与绿茶同放入杯中，冲入开水，加盖闷 5 分钟后饮用。适用于慢性咽炎、咽部异物感者。

方二：板蓝根 15 克，山豆根 10 克，甘草 10 克，胖大海 5 克。共置保温瓶中，用沸水冲泡，盖闷 20 分钟后即可当茶水饮用。也可加水煎煮后，倒保温瓶中慢慢饮用，每天 1 剂。有清热、解毒、利咽的作用，适用于慢性咽炎咽喉疼痛明显者。

**【注意事项】**

1. 保持口腔卫生。

2. 尽量少说话。

3. 不吸烟，并拒绝吸二手烟。

4. 睡前 4 小时不要吃东西，防止胃酸反流进入食管导致咽喉灼痛。

5. 增加锻炼，多呼吸新鲜空气。

## 解除皮肤病困扰的营养处方

### ★痤疮

痤疮有很多名称，如青春痘、面皰或粉刺、毛囊炎等。本病通常好发于面部、颈部、胸背部、肩膀和上臂。临床以白头粉刺、黑头粉刺、炎性丘疹、脓疱、结节、囊肿等为主要表现。这种疾病青春期多见，但也不完全受年龄阶段的限制，从儿童到成人，几乎所有年龄段的人都可能发病。

本病通常是由于皮脂分泌、毛囊管角化过度、细菌或真菌感染而使皮脂腺管与毛囊孔堵塞，致使皮脂不能外流或外流不畅导致的。青春期前或青春期发病，可能与人体的雄性激素有关，因雄性激素可引起皮脂腺细胞分泌增多和毛囊管角化过度，从而形成粉刺。此外，遗传因素、精神因素和某些饮食如油脂类、糖类、可可、干酪、花生等都可增加皮脂产生。

**【相关营养素】**

维生素 A：可促进上皮细胞再生，并能防止毛囊过度角化，减少痤疮的发生。

锌：可使炎症消散，使皮脂腺分泌量减少，改善机体免疫状况及新陈代谢，加速细胞新生及修补创伤的作用。

**【特效食物】**

胡萝卜：维生素A含量丰富。

山楂：所含的黄酮类和维生素C、胡萝卜素等物质能阻断并减少自由基的生成，增强机体的免疫力，对痤疮具有防治功效。

**【健康食谱】**

山楂瓜仁荸荠糊：生山楂、冬瓜仁各15克，荸荠粉30克。三料煮成糊后加冰糖适量饮食。对丘疹型、囊肿型痤疮有治疗效果。

齿苋百合汤：马齿苋、鱼腥草、地骨皮、百合各15克。水煎去渣，加冰糖适量代茶饮。对脓疱型、结节型、聚合型痤疮有治疗效果。

**【注意事项】**

1. 具有防治痤疮作用的化妆品在某种程度上可起到防治痤疮的作用，但也可能诱发、加重痤疮，甚至可导致接触性皮炎，尤其是长期使用者更应注意。

2. 避免用手经常触摸已长出的粉刺或用头发及粉底霜极力掩盖皮疹，尤其要克服用手乱挤乱压粉刺的不良习惯，因为手上的细菌和头发上的赃物极易感染皮肤，加重粉刺，而乱挤乱压可致永久的凹陷性疤痕，留下终身遗憾。

3. 不多食辛辣、燥热、带刺激性的食物。少选用含碘量高的食物，如海带、紫菜等。少吃甜食，因为过多吃甜食会使体内的脂肪异生作用加强，从而使皮脂的排泄量增加，促使痤疮的皮疹增多。

### ★脱发

脱发是头发脱落的现象，有生理性及病理性之分。生理性脱发指头发正常脱落，正常脱落的头发都是处于退行期及休止期的毛发，由于进入退行期与新进入生长期的毛发不断处于动态平衡，故能维持正常数量。病理性脱发是指头发异常或过度脱落，逐渐出现轻微乃至十分明显的秃头。

老年性脱发主要与激素、衰老、遗传及神经精神紧张有关。男性脱发主要与遗传因素和雄性激素影响有关。女性脱发常发生在闭经后，大多数妇女在生产两三个月后，也会有脱发现象，是由于怀孕期间的激素变化造成的。另外，血液循环障碍、急性病、手术、辐射、皮肤病、体重骤减、高烧、糖尿病、甲状腺疾病、药物的使用、情绪紧张等，都可引起脱发。

**【相关营养素】**

B族维生素：B族维生素如维生素 $B_3$、维生素 $B_5$、维生素 $B_6$ 可以使皮肤组织更有韧性，促进毛发生长。

维生素C：可改善头皮的血液循环。

锌：锌参与蛋白质代谢，而头发则主要由蛋白质组成。另外，锌还可以增加免疫功能，促进毛发生长。

**【特效食物】**

黑芝麻：性甘平，内含脂肪油、蔗糖、多缩戊糖、卵磷脂、蛋白质等成分，是中医治疗脱发、白发的常用佳品。

核桃：核桃的成分中 40% ~ 50% 是脂肪油，其中主要是亚油酸，中医认为它有益智补脑生发之效。

海带：常服可补充头发生长所需的矿物质。

**【健康食谱】**

红枣芝麻粥：红枣、芝麻、黑豆、粳米各适量。各料放在一起煮成粥，可常食用。此方可补养气血，益肾生发。

核桃桑葚子粥：核桃肉 1000 克，桑葚子 500 克，黑芝麻 250 克，蜂蜜 25 克。前三者加蜂蜜搅匀，储瓶内备用。每次服 50 克，开水送下。此方可填精补髓，乌发，生发。

**【注意事项】**

1. 洗发时水不要过热或过冷，用温水洗发，不要将洗发水直接倒在头发上。

2. 不要用脱脂力太强的洗发水，洗发不要太勤。

3. 早晚多梳头，但不要用指甲梳头。

4. 保持良好睡眠习惯，远离烦恼。

### ★太阳晒伤

太阳晒伤是皮肤对日光照射产生的一种急性炎症反应。晒伤多见于春夏季节，尤其浸水以后的皮肤更容易晒伤。一般在日晒后 4 ~ 6 小时开始出现反应，到了 12 ~ 24 小时后达到高峰。主要表现为日晒部位的皮肤出现边界鲜明的红斑、水肿，重者发生水疱、大疱，水疱内为淡黄色的浆液，同时有瘙痒、灼痛或刺痛感。如果晒伤部位太广，晒得太厉害，可出现全身症状如发烧、心慌、头痛、恶心、呕吐等。

**【相关营养素】**

维生素 C：促进皮肤再生能力，可促进局部皮肤的修复。

番茄红素：具有很强的抗氧化能力，防晒能力极强。

**【特效食物】**

绿茶：可帮助阻止发炎，延缓 DNA 受损，预防太阳晒伤皮肤。

西红柿：西红柿含有大量的番茄红素、胡萝卜素及各种微量元素，有很强的抗氧化能力，防晒效果明显，西红柿因此可称之为最佳防晒食物。

**【健康食谱】**

白糖西红柿：西红柿 100 克，用沸水浸烫后，撕去外皮，捣烂，加白糖适量，拌匀服食。

绿茶方：绿茶粉 6 克、山楂 25 克。加 3 碗水煮沸 6 分钟，三餐后饮用，加开水冲泡还可续饮，每日 1 帖，可预防太阳晒伤。

苹果梨羹：苹果、梨适量。苹果、梨切片，加水稍熬，水开后勾入少量面糊，即成羹。根据个人喜好，可加入少量柠檬汁共食。本品可补充体液及丢失的微量元素和维生素。

竹叶绿豆粥：粳米、白糖适量，竹叶一把，绿豆适量。以竹叶、绿豆下锅加水熬，烧开片刻后把竹叶捞出，放入适量粳米，煮熟即可食用，粥味美可口，依个人口味可加入适量白糖。本品消火清肺，有助于治疗晒伤。

**【注意事项】**

1. 湿敷，以冷水、脱脂牛奶、醋酸铝、燕麦片、金缕梅溶液来湿敷皮肤，可防止过痒或皮肤干燥。

2. 泡冷水澡，以醋、碳酸氢钠等浸泡，再以干净的毛巾轻拍皮肤，擦干患部，勿用力过大以免刺激皮肤。

3. 若腿被晒伤且脚呈现水肿，最好将腿抬到高于心脏的位置，可减低不适。

4. 睡眠充足，可在床上撒上爽身粉，以减少床与皮肤的摩擦。

5. 若有水疱，则为严重晒伤，若范围不大，可将其刺破，但勿将表皮剥除。

6. 出门前要擦防晒油，即使阴天亦然，游泳或大量流汗后要记得补擦。

### ★白癜风

白癜风是一种较为常见的皮肤病，以局部皮肤呈白斑样为主要特征，它虽然不会危及生命，但是顽固难愈，给患者的工作和生活造成巨大困扰。中医学认为，白癜风的发生是肝气郁结，气机不畅，复受风邪搏于皮肤，至气血失和，血不能养肌肤而成。

现代医学则认为这是一种色素脱失性病变。

近代研究表明，白癜风除皮肤外，还会累及眼、耳等，该病发生于任何年龄、性别和人种，其中以20～30岁的青年人为多见，近年来有逐年上升的趋势。白癜风好发于皱褶及暴露部位，易诊断难治疗，且影响美观。

**【相关营养素】**

赖氨酸：是人体必需的氨基酸，可以调节人体代谢平衡，白癜风患者可适当补充赖氨酸。

维生素C：实验证明，服用维生素C不但无益于白癜风的治疗康复，反而会为白癜风扩散蔓延起到推波助澜的作用。

**【特效食物】**

核桃：富含钙、磷、铁、胡萝卜素、核黄素（维生素$B_2$）、维生素$B_6$、维生素E、核桃叶醌、磷脂、鞣质等多种营养物质，对白癜风症状的缓解有一定的帮助。

红花：活血通经，散瘀止痛，对白癜风症状的缓解有一定的帮助。

**【健康食谱】**

冰糖花生：花生仁15克，红花15克，女贞子15克，冰糖30克。将女贞子打碎，加花生仁、红花、冰糖及水煎汤代茶饮，每日1剂，并吃花生仁。此食方可补充铜、铁、锌等元素，有助于白癜风的治疗。

芝麻核桃膏：核桃仁500克，黑芝麻300克，白糖适量。将核桃仁、黑芝麻磨成泥状，搅匀，储存备用。每次食用取50克加入500毫升豆浆中，煮沸后加适量白糖服用，早晚各1次，常服有显著疗效。可补充微量元素，有助于白癜风患者的康复。

**【注意事项】**

1. 注意房屋装修造成的污染。装修材料中含有甲醛、氡气、苯等系列有毒物质，其地面砖、大理石中还含有放射性物质，可造成人体多系统多脏器损伤。

2. 消除烦恼与忧愁，保持乐观情绪是成人防病治病最重要的因素。

3. 夏季旅游，一定要选好时间，不能有太强的阳光照射，因为强烈阳光的照射会抑制黑色素的形成。

### ★湿疹

湿疹是由多种内外因素引起的一种具有明显渗出倾向的皮肤炎症反应，根据湿疹发生的部位分别称为耳部湿疹、乳房湿疹、脐窝湿疹、阴囊湿疹、肛门湿疹、手部湿疹、小腿湿疹等；此外还有一些特殊型湿疹，常见的有自身敏感型湿疹、传染性湿疹样皮炎、钱币样湿疹、婴儿湿疹、裂纹性湿疹。

根据发病情况，还可将湿疹分为急性、亚急性、慢性三种。急性湿疹起病较快，常对称发生，可发生于任何部位，但多见于四肢、面部及生殖器、肛门等处。初起患部皮肤潮红、肿胀、瘙痒，继而在潮红或其周围皮肤上出现较小的丘疹、丘疱疹、水疱，常密集成片，瘙痒剧烈，常因搔抓水疱破裂，甚至渗液，形成糜烂、结痂。病程 2 ～ 3 周，泛发者病程更长，愈后有复发倾向。亚急性湿疹多从急性湿疹演变而来，症状较为缓和，红肿渗液开始减轻，患部出现红斑鳞屑，部分炎症倾向于消退。慢性湿疹由急性、亚急性湿疹演变而来，或经多次反复发作而成，表现为患部皮肤增厚，触之较硬，呈暗红色或暗褐色，表面粗糙，皮纹加深或出现苔藓样变，常有一些鳞屑，或糜烂与渗液，阵发性瘙痒，发于手掌或脚掌部的常因皮肤失去弹性而易皲裂，病程数月或数年不定，有好发某些部位的特点。

**【相关营养素】**

ω-3 脂肪酸：在发炎与免疫反应上，ω-3 脂肪酸具有极佳的功效。当湿疹患者在补充富含 ω-3 脂肪酸的鱼油后，皮肤发痒、发生鳞片及其他的皮肤困扰，都较之前有所改善。

盐酸：大多数湿疹患者胃中盐酸浓度都会偏低，在适当补充之后，症状会改善。

**【特效食物】**

苦瓜：含有奎宁，具有清热解毒、祛湿止痒之功。

番茄：其中的番茄碱具有抑菌消炎、降低血管通透性作用，故外用番茄汁治疗湿疹可起到止痒收敛的作用。

**【健康食谱】**

薏米红豆煎：薏米 30 克，红小豆 15 克，加水同煮至豆烂，酌加白糖，早晚分服。

绿豆薏米海带汤：绿豆30克，薏米30克，海带20克，水煎，加红糖适量服。每日1～2次。

白菜根汤：白菜根200克，银花20克，紫背浮萍20克，土茯苓20克，水煎，加适量红糖调服，每日1～2次。

白菜萝卜汤：新鲜白菜100克，胡萝卜100克，蜂蜜20毫升。将白菜、胡萝卜洗净切碎，按2碗菜1碗水的比例，先煮开水后加菜，煮5分钟即可食用，饮汤时加入蜂蜜，每日2次。

**【注意事项】**

1. 穿棉质衣服：棉质的衣服比较柔软，不会引起皮肤瘙痒。

2. 避免快速的温度变化：快速的温度变化可能是引起湿疹的原因。

3. 提防干燥的空气：干燥的空气使皮肤炎更加恶化，尤其当冬天室内使用暖气时。

4. 洗衣服时，应用水将衣物上的洗衣粉冲干净，以免引发皮肤过敏。

5. 一般湿疹患者应以素食为主，易于消化，不碍肠胃，大便应日日通畅，常用一些健脾除湿的药膳，如冬瓜莲子汤、绿豆赤小豆汤等，对湿疹有较好的预防作用。

6. 避免食用一些刺激性食物，如葱、姜、蒜、浓茶、咖啡、酒类及其他容易引起湿疹的食物，如鱼、虾等海味。

### ★牛皮癣

牛皮癣是一种慢性瘙痒性皮肤病，主要与遗传、免疫功能紊乱、感染、代谢障碍等有关，因患处状如牛颈之皮，肥厚坚硬，故名牛皮癣。中医古称之为“白疕”，古医籍亦有称之为松皮癣。西医称为银屑病。

本病初起多由风湿热邪阻于肌肤经络、皮肤失养所致，日久耗伤营血，血虚生风化燥而使病情难愈。其特征是出现大小不等的丘疹、红斑，表面覆盖着银白色鳞屑，边界清楚，好发于头皮、四肢伸侧及背部。男性多于女性。牛皮癣春冬季节容易复发或加重，而夏秋季多缓解。

**【相关营养素】**

维生素 D：研究证明它在牛皮癣的治疗上具有重要价值。

ω-3 脂肪酸：ω-3 脂肪酸存在于鱼油中，对于提高免疫力、减轻发炎有特殊功效。很多牛皮癣患者在补充富含 ω-3 脂肪酸的鱼油后，症状减轻。

**【特效食物】**

芦笋：芦笋内含有多种维生素和微量元素，能清热祛风止痒，可用于治疗牛皮癣瘙痒。

乌梅：乌梅内含琥珀酸、谷固醇、蜡样物质、齐墩果酸等成分，能收敛、杀虫、止痒，还可外洗、内服治疗牛皮癣。

西柚、胡柚：具有抑制细胞有丝分裂的作用，是防治牛皮癣的上上之选。

【健康食谱】

芦笋茶：将2000克芦笋放入锅中，加水至芦笋平面，重复煮沸3次，取汁3次，合并浓缩至600毫升。每日3次，每次服20毫升，一个月为一个疗程。适用于各类牛皮癣。

乌梅茶：乌梅2500克，去核水煎，浓缩成膏500克，每日3次，每次9克，温开水送下。

【注意事项】

1. 居住条件要干爽、通风，便于洗浴。

2. 宜用温水洗澡，禁用强碱性肥皂、洗发水洗浴。

3. 需穿干净柔软的衣服，定时更换内衣及床单，防止皮肤感染。

4. 清洗患处时，动作要轻揉，不要强行剥离皮屑，以免造成局部感染，如红、肿、热、痛，影响治疗，使病程延长。

5. 夏天，可以多让患处受阳光照射，但不能太强烈，容易灼伤皮肤。

6. 牛皮癣患者忌饮酒，尤其要忌喝烈性酒；忌进食辛辣食品，如辣椒、葱、蒜、韭菜，不利于缓解银屑病病情；鱼虾等海产品中的动物类食品也要忌吃，以免导致病情的复发或加重。

# 缓解骨肌疼痛的营养处方

## ★颈椎病

现代医学认为，当颈椎间盘及其他椎间关节退行性改变造成脊髓、神经根、椎动脉或交感神经损害，引起相应临床症状与体征时，称为颈椎病。本病多见于40岁以上中老年患者，近来发病年龄有下降的趋势。长期低头工作，如誊写、缝纫、刺绣等职业者，较易发生，或由于年高肝肾不足，筋骨懈惰，引起颈部韧带肥厚钙化、椎间盘退化、骨赘增生等病变影响到椎间孔变窄，神经根受压时，逐渐出现颈椎病症状。

颈椎病临床类型大致分为：神经根型、脊髓型、椎动脉型及交感神经型，不同类型症状表现不一。神经根型为：颈肩臂疼痛及手指麻木感，急性期病人颈部活动可引起颈肩、臂部疼痛，或呈上肢放射痛，手指麻木感。疼痛可为阵发性剧痛如刀割样或烧灼样，也可向不同部位放射。慢性发病者多自觉颈肩及上肢疼痛或手指麻木感。疼痛为持续性隐痛或酸痛，有时可有耳鸣、头晕。脊髓型为：四肢麻木无力，双下肢沉重、发僵、行走不稳；双手不灵活，写字、持筷、系扣等精细动作困难；排尿、排便费力或尿失禁；或有胸或腹部束带感及双脚走路时如踩棉花样感觉。椎动脉型为：突然发生头晕或晕厥，多发生于头颈部活动时，尤其是头颈部转动时，头晕多为短暂或一过性，严重者可发生突然昏倒。交感神经型为：头痛、头晕、恶心、呕吐；颈部不适，眼部酸胀、干涩、视物模糊；耳鸣、听力下降；心慌、心跳过速或心律不齐、血压波动；头颅、颜面及肢体感觉异常、出汗障碍等。

【相关营养素】

钙：由于颈椎病是由椎体增生、骨质退化疏松引起的，那么与骨质紧密相关的钙自然影响甚大。

B 族维生素、维生素 E：可缓解疼痛，解除疲劳。

【特效食物】

枸杞：具有滋阴补肾之功，可缓解颈椎病之症状。

桂圆：同枸杞具有同等功效。

【健康食谱】

桂圆猪骨汤：猪骨（最好是猪尾骨）200 ~ 300 克，杜仲、枸杞子各 12 克，桂圆 15 克，牛膝 10 克，山药块 30 克，香油、盐、葱段、姜片各适量。猪骨洗净，斩碎，与杜仲、枸杞子、桂圆、牛膝、洗净的山药块共入锅内，加清水，以大火煮沸，改小火煮约 50 分钟至熟，加香油、盐、葱段、姜片稍煮片刻即成，取汤服用。可补肝肾，强筋骨。

五子羊肉汤：羊肉 250 克，枸杞子、菟丝子、女贞子、五味子、桑葚子、当归、生姜各 10 克，米酒、盐、蜂蜜各适量。枸杞子、菟丝子、女贞子、五味子、桑葚子洗净，用纱布袋装好。羊肉洗净切片，与当归、生姜、米酒入热油锅爆炒至变色，然后与纱布药包一起放入砂锅，小火煎约 30 分钟，取出纱布袋，加入盐、蜂蜜搅匀即成。补肝肾，益血气。

【注意事项】

1. 工作时，每半小时要起身，转转头颈，活动一会儿。空调不能对着脖子吹，可以在办公室准备一件带领的外套，注意颈肩部的保暖。

2. 睡眠时调节枕头的高度，以自身握拳高度作为枕头高度，避免颈部暴力外伤，尤以粗暴的推拿手法为禁忌。

3. 避免和减少急性损伤，如避免抬重物、不要紧急刹车等。

4. 防风寒、潮湿，避免午夜、凌晨洗澡或受风寒吹袭，风寒使局部血管收缩，血流降低，有碍组织的代谢和废物清除，潮湿阻碍皮肤汗液蒸发。

### ★骨质增生

骨质增生是中老年的常见病和多发病，40 岁以上的中老年人发病率为 50%，60 岁以上为 100%，也就是说，每个人进入老年阶段都将罹患此病。而且，近年来骨质增生发病趋向年轻化，30 岁左右的青年患有骨质增生的已为数不少。

严格说来，骨质增生不是一种病，而是一种生理现象，是人体自身代偿、再生、修复和重建的正常功能，属于保护性的生理反应。单纯有骨质增生而临床上无相应症状和体征者，不能诊断为骨质增生症。只有在骨质增生的同时，又有相应的临床症状和体征，且两者之间存在必然的因果关系，才可诊断为骨质增生症。

【相关营养素】

钙：骨质增生不是因为体内钙过多而是过少。

脂肪：患者宜控制高脂肪饮食，增加活动，减轻体重，以利于减轻关节负重，有助于本病的恢复。

【特效食物】

海参：海参角蛋白具有促进红骨髓造血功能，并含有天然活性钙，其补钙效果是其他食品无法比拟的。

虾仁、豆制品：含钙质丰富。

【健康食谱】

红烧海参：水发海参300克，冬笋100克，葱段、姜片、食用油、精盐、鸡精、白糖、料酒、酱油、淀粉各适量。将海参清洗干净，切成小段；冬笋洗净切成片，入开水中焯后捞出，控干水分。锅内注油烧热，加入葱段、姜片爆香，调入精盐、鸡精、料酒、白糖、酱油，倒入高汤，待汤开后下入海参、冬笋片，撇去浮沫，用小火烧10分钟，水淀粉分数次加入汤中，待汁收浓时，淋入香油即可。此法益气养血，养肝明目，和肝理气。

虾仁烩豆腐皮：虾仁200克，豆腐皮500克，笋片20克，木耳10克，葱白、精盐、鸡精、香油、料酒、水淀粉各适量。将豆腐皮泡好，洗净；木耳发好，撕成小朵；虾仁洗净，放入精盐、葱白、料酒，一起烧开后加入鸡精，用淀粉勾芡后，淋入香油即可。本品可补肾填精，养血益气。

【注意事项】

1. 平时要注意避免长期剧烈运动，因为外伤是造成人体组织增生的重要因素。

2. 走路是预防骨质增生症的主要举措，走路可以加强关节腔内压力，有利于关节液向软骨部位的渗透，以减轻、延缓关节软骨组织的退行性病变，以达到预防骨质增生症的目的。

3. 应避免做以两条腿为主的下蹲运动，对于老年人膝关节来说摩擦力太大，易于使骨刺形成，骨刺刺激关节囊，很容易引起关节肿胀。

4. 骨质增生患者还要预防寒凉。

**★落枕**

在生活中，我们经常会遇到这样的情况：某天早晨起床突然感到脖子痛，头只能歪向一侧，不能自由旋转后顾，如向后看时，须向后转动整个躯干。这时我们就知道自己“落枕”了。

落枕又称“失枕”，是一种常见病，好发于青壮年，以冬春季多见。它一方面可因肌肉扭伤所致，如夜间睡眠姿势不良，或睡眠时枕头不合适使头颈处于过伸或过屈状态，引起颈部一侧肌肉紧张，时间较长即发生静力性损伤，从而导致肌筋强硬不和、气血运行不畅、局部疼痛不适、动作明显受限等。另一方面可因外感风寒所致，如睡眠时受寒，使颈背部气血凝滞、筋络痹阻，以致僵硬疼痛，动作不利。

【相关营养素】

钙：钙是构成人体骨骼的主要成分，经常落枕可能是颈部骨骼问题造成的。

维生素：是维持生命的要素，它们还能促进全身的血液循环，有利于体内代谢废物的排出，从而缓解落枕症状。

【特效食物】

葛根：行气活血，防治落枕。

枸杞：行气活血，防治落枕。

【健康食谱】

葛根赤小豆粥：葛根15克，水煎去渣取汁，赤小豆20克、粳米30克，葛根水共煮粥服食，适用于颈项僵硬者。

枸杞牛肉粥：黄牛肉丁50克、糯米100克共煮粥，待粥将煮好时放入枸杞20克，在共煮成粥加味后服食，适用于颈项不利者。

【注意事项】

1. 准备一个好枕头。枕头造型最好有中间部分呈凹型；高度应掌握在8～10厘米，男士大约在10～15厘米；宽度最好在相当于肩至耳的距离即可；柔软度以易变形为度。

2. 做好防寒保暖工作。睡觉时要盖好颈部，将被子往上拉至下颌部；天气炎热时，不要将颈部长时间对着电风扇吹，睡觉不可睡在有“穿堂风”的地方。

3. 经常做一做颈部运动，以增强颈部力量，增加抵抗能力。

### ★类风湿性关节炎

类风湿性关节炎，又称类风湿，在中医里属于“痹证”“痹病”范畴，是一种以关节滑膜炎为特征的慢性全身性自身免疫性疾病，临床主要表现为慢性、对称性、多滑膜关节炎和关节外病变。该病好发于手、腕、足等小关节，反复发作，呈对称分布。早期有关节红、肿、热、痛和功能障碍，还可能出现关节周围或内脏的类风湿结节，并可有心、肺、眼、肾、周围神经等病变，晚期关节可出现不同程度的僵硬畸形，并伴有骨和骨骼肌的萎缩，极易致残。

**【相关营养素】**

胶原纤维：胶原纤维是组成软骨间质的重要物质，类风湿性关节炎软骨的破坏主要是指细胞间质的降解，这一过程实际上是间质被水解蛋白酶消化的过程。

脂肪：要多用植物脂肪，少用动物脂肪，以色拉油、玉米油、橄榄油、葵花子油和鱼油（不是鱼肝油）为佳。

糖类：治疗类风湿性关节炎常选用糖皮质激素，导致糖代谢障碍，血糖增高。

**【特效食物】**

川乌：消肿止痛，祛风散寒，适用于类风湿性关节炎。

桃仁：含苦杏仁甙、苦杏仁酶，具有活血祛瘀的功效。

**【健康食谱】**

川乌粥：制川乌去皮尖后碾成末，粳米半碗。取川乌末 6 克，同米用慢火熬成稀粥，下姜汁 10 毫升，蜂蜜 3 匙，搅匀，空腹喝，温服为佳。本品适用于关节肿胀冷痛，遇寒疼痛加剧、得热痛减，平时怕冷的类风湿性关节炎患者。

桃仁粥：取桃仁 15 克，粳米 150 克。先将桃仁捣烂如泥，再加水研汁，去渣用粳米煮为稀粥。此食疗方适用于关节肿胀刺痛，关节周围肤色变深变暗，舌质紫暗类的风湿性关节炎患者。

木瓜薏米羹：木瓜 4 个，蒸熟去皮；薏米 250 克煮熟，两者共研烂如泥。蜂蜜 1000 克，调入和匀，放于干净容器。每日晨起温热服 2 ~ 3 匙。此食疗方适用于关节红肿热痛、口渴、小便黄、大便干结、舌苔黄的类风湿性关节炎患者。

**【注意事项】**

1. 经常参加体育锻炼或生产劳动，如保健体操、练气功、太极拳、做广播体操、散步等，凡是能坚持体育锻炼的人，抗御风寒湿邪侵袭的能力比一般没经过体育锻炼者强得多。

2. 春季雨水较多，是类风湿性关节炎的好发季节，要防止受寒、淋雨和受潮，关节处要注意保暖，不穿湿衣、湿鞋、湿袜等。夏季不要贪凉，空调不能直吹，不要暴饮冷饮等。秋冬季节要防止受风寒侵袭，注意保暖是最重要的。

3. 有些类风湿性关节炎是在患了扁桃体炎、咽喉炎、鼻窦炎、慢性胆囊炎、龋齿等感染性疾病之后发病的。所以，预防感染和控制体内的感染病灶也是重要的。

4. 要少食牛奶、羊奶等奶类和花生、巧克力、小米、干酪、奶糖等含酪氨酸、苯丙氨酸和色氨酸的食物；少食肥肉、高动物脂肪和高胆固醇食物；少饮酒和咖啡、茶等饮料，注意避免被动吸烟。

### ★小腿抽筋

小腿抽筋，俗称“转筋”，在医学上被称为腓肠肌痉挛，是痛性痉挛当中最为常见的一种。

腓肠肌痉挛一般情况下会持续数十秒至数分钟，是小腿肚突然发生抽搐疼痛的一种病症。严重时小腿肚剧烈疼痛，肌肉痉挛强硬，活动受限，甚至不能行走。

过度劳累、寒冷均可以导致小腿抽筋。如长时间步行或者爬山，使踝关节经常处于背伸状态，腓肠肌总是呈牵拉紧张状态，再加上小腿受凉，就会出现腓肠肌疼痛和痉挛。此外，全身脱水失盐、缺钙、动脉硬化也可能引发腓肠肌的痉挛。

**【相关营养素】**

钙：钙质缺乏，容易导致小腿抽筋。

乳酸、氨基酸：能促进钙盐溶解，帮助吸收。

纳：血液中钠的浓度降低，可能导致各种问题，包括肌肉抽筋。

**【特效食物】**

牛肉：牛肉含有丰富的蛋白质，氨基酸组成比猪肉更接近人体需要，能提高机体抗病能力，适用于中气下陷、气短体虚、筋骨酸软和贫血久病及面黄目眩之人食用。

冬菇：冬菇含有丰富的蛋白质和多种人体必需的微量元素，可缓解小腿抽筋。

**【健康食谱】**

牛肉末炒芹菜：牛肉 50 克，芹菜 200 克，酱油 5 克，淀粉 10 克，料酒、葱、姜各 2.5 克，植物油 15 克，盐 5 克。将牛肉去筋膜洗净，切碎；用酱油、淀粉、料酒调汁拌好；将芹菜洗净切碎，用开水烫过；葱切葱花；姜切末。锅置火上，放油烧热，先下葱、姜煸炒，再下牛肉末，用旺火快炒，取出待用。锅中留余油烧热，下芹菜快炒，加盐炒匀，然后放入炒过的牛肉末，再用旺火快炒，并加入剩余的酱油和料酒，搅拌几下即成。此菜含钙丰富，牛肉具有益气补血、强筋健骨的作用，常食可增加钙、磷、铁的补充，防治小腿抽筋，有利胎儿的发育。

冬菇油菜：冬菇 5 克，油菜 200 克，植物油 20 克，盐 15 克，味精少许。油菜择洗干净，切成 3 厘米长的段，梗叶分置；冬菇用温开水泡开去蒂。锅置火上，放油烧热，先放油菜梗，至六七分烂，加盐，再下油菜叶同炒几下。放入冬菇和浸泡冬菇的汤，烧至菜梗软烂，加入味精调匀即成。此菜含钙、铁丰富，同时还含蛋白质、脂肪、维生素 $B_1$、维生素 $B_2$、维生素 C 及磷等营养素，常食能补充钙的摄入，防治小腿抽筋。

**【注意事项】**

1. 要加强体育锻炼，锻炼前要充分做好准备活动，让身体活动开，这时下肢的血液循环顺畅，再参加各种激烈运动或比赛，就能避免腿抽筋。

2. 要注意驱寒保暖，也要注意睡眠姿势，不让局部肌肉受寒。

3. 平足和其他身体构造的问题使一些人特别容易发生腿抽筋。合适的鞋是弥补的方法之一。

4. 很多人睡觉时喜欢把被子捂得紧紧的，但是特别在仰卧的时候，被子可能压住足部，这样使腓肠肌和足底肌肉紧绷，紧绷的肌肉很容易发生痉挛。只要将被褥拉松一些就可以了。

5. 睡前伸展腓肠肌和足部肌肉可有助于在第一时间预防抽筋。伸展方法和腿抽筋时伸展腓肠肌和足部肌肉的方法相同。还可以将足前部置于楼梯踏步的第一阶，慢慢下压脚跟使脚跟位置低于阶梯位置。

### ★腰椎间盘突出

腰椎间盘突出症是骨伤科常见病，在中医学上可归为“腰痛”“腰腿痛”范畴。腰椎间盘存在于腰椎的各个椎体之间，为腰椎关节的组成部分，对腰椎椎体起着支撑、连接和缓冲的作用，它的形状像个压扁的算盘珠，由髓核、软骨板、纤维环三部分组成。当由于外伤、退变等原因造成纤维环后凸或断裂，髓核脱出，就称为腰椎间盘突出。由于脊髓由间盘的后方经过，当突出的间盘压迫脊神经或马尾神经引起腰腿痛或大小便失禁，甚至引起瘫痪时，就称为腰椎间盘突出症。

多数腰椎间盘突出患者在腰部扭伤后产生剧烈疼痛，无法翻身，随后腰痛转到腿部，在咳嗽、打喷嚏和大便用力时腰腿痛加重，甚至肛门周围出现麻木，大小便困难。卧床休息几日后，症状逐渐缓解，除此之外，患者患侧下肢直腿抬高试验有疼痛加重，头颈被动前屈时也会引起腰腿痛加重。患侧下肢伸足或伸拇趾无力，小腿与足有皮肤麻木区，膝反射与跟腱反射减弱。

**【相关营养素】**

钙：由于腰椎间盘变性，纤维环破裂，髓核突出刺激或压迫神经根、马尾神经所表现出来的一系列临床症状和体征，其本质上大多还是由于骨质退化造成的。

磷、蛋白质：能增强骨骼强度、肌肉力量。

**【特效食物】**

羊肾：富含各种营养素，可治肾虚劳损，腰脊疼痛，足膝痿弱。

杜仲：杜仲中富含的多种微量元素与人体内分泌系统、免疫系统、生长发育系统的结构和功能有密切关系，特别是与抗衰老有密切关系，有补肝肾、强筋骨的功效。

**【健康食谱】**

羊肾杜仲：新鲜羊肾 1 对，杜仲 30 克，精盐适量。将羊肾剖开，洗净，把杜仲夹于剖开的羊肾内，用细线将羊肾缠紧，放入碗内。碗内加少量水及精盐，置锅内隔水慢火蒸 2 小时取出。分次食用羊肾，可连续食用。本品补肾强腰，养精益髓，适用于腰椎间盘突出。

腰花粥：猪腰子1副，粳米65克，葱白、姜片、料酒、精盐、鸡精各适量。将猪腰子洗净，去筋膜，切成小块，放入沸水中烫一下。将粳米洗净，放入锅中，加清水适量，用小火熬成粥，调入腰花、精盐、料酒、葱白、姜片、鸡精，煮沸后即可食用。本品适用于腰椎间盘突出兼有腰膝软弱、酸痛，行路艰难的患者。

【注意事项】

1. 不要穿任何带跟的鞋，除了高跟鞋之外，中跟鞋和坡跟鞋也不可以。

2. 防止腰腿受凉，防止过度劳累。

3. 站或坐姿势要正确。做到“站如松，坐如钟”，胸部挺起，腰部平直。同一姿势不应保持太久，适当进行原地活动或腰背部活动，可以解除腰背肌肉疲劳。

4. 提重物时不要弯腰，应该先蹲下拿到重物，然后慢慢起身，尽量做到不弯腰。

5. 卧床休息，宜选用硬板床，保持脊柱生理弯曲。

6. 平时应加强腰背肌锻炼，加强腰椎稳定性。

### ★踝关节扭伤

在外力作用下，踝关节骤然向一侧活动而超过其正常活动度时，引起关节周围软组织如关节囊、韧带、肌腱等发生撕裂伤，称为踝关节扭伤。轻者仅有部分韧带纤维撕裂，重者可使韧带完全断裂或韧带及关节囊附着处的骨质撕脱，甚至发生踝关节脱位。

踝关节扭伤一般分为内翻扭伤和外翻扭伤两大类。其中，内翻扭伤会导致外侧韧带损伤，其临床表现是踝外侧疼痛、肿胀，走路跛行；有时可见皮下瘀血；外侧韧带部位有压痛；使足内翻时，引起外侧韧带部位疼痛加剧。外翻扭伤会导致内侧韧带损伤，其临床表现与外侧韧带损伤相似，但位置和方向相反，表现为内侧韧带部位疼痛、肿胀、压痛；足外翻时，引起内侧韧带部位疼痛；也可有撕脱骨折。

**【相关营养素】**

钙：可增强骨质，如果经常踝关节扭伤，可能是缺少钙质造成的。

维生素 A、维生素 D：具有和营止痛、祛瘀生新、接骨续筋的功效。

**【特效食物】**

桃仁：破血行瘀，适用于扭伤早期。

当归：补益肝肾、气血，促进更牢固的骨痂生成。

排骨：补充钙质。

**【健康食谱】**

桃仁粥：取桃仁 15 克，红糖适量，将桃仁捣烂，水浸后研汁去渣，加入红糖、粳米，加水 400 毫升，一起煮至熟烂成粥即可。每天吃 2 次，连续吃 7 ~ 10 天。本方具有活血化瘀、消肿止痛的作用，适用于扭伤早期。

当归排骨汤：取当归 10 克，骨碎补 15 克，续断 10 克，新鲜猪排骨或牛排骨 250 克，加水炖煮 1 小时以上，连汤带肉一起服用，每天 1 次，连吃 1 ～ 2 周。本方有助于祛瘀续断，适用于扭伤中期。

当归生姜羊肉汤：取当归 20 克，生姜 12 克，羊肉 300 克，加水 1500 毫升，一起放入锅中煮烂至熟即可。食肉喝汤，每天 1 次。本方具有养血活血、温经散寒、止痛的作用，特别适于骨折后期及年老体虚患者。

**【注意事项】**

1. 伤后立即用拇指指腹压迫痛点止血，趁局部疼痛尚轻、关节两侧肌肉未出现痉挛时，立即做踝关节强迫内翻或外翻试验和抽屉试验，以了解是否韧带完全断裂。

2. 韧带轻度扭伤，应立即冷敷，然后用棉花或海绵置于伤部做加压包扎并抬高伤肢。绷带包扎时要注意行走方向，如外侧韧带损伤时，使踝关节处于轻度外翻背伸位。

3. 早期敷药后用绷带包扎，保持踝关节于受伤韧带松弛的位置，并暂时限制走路。韧带撕裂伤较严重者，可选用胶布或夹板固定踝关节于 0° 位，内翻扭伤采用外翻固定，外翻扭伤采用内翻固定，并适当抬高患肢，以利消肿。

## 第六章

# 会吃的女人晒不黑，不发胖，人不老

很多女人为了美容一掷千金，却不知道真正的美丽是以身体健康、气血充盛为基础的。因此，会爱自己的女人，不会仅仅停留在购买名牌化妆品和时髦衣服的外在层面上，而是吃好每一顿饭，通过均衡的营养，保持自己的弹性肌肤和优美体态，让自己活到老，美到老！

# 饮食影响美丽容颜

你想要使自己的容貌艳丽、模样可人吗？如果答案是肯定的话，那么最好的选择便是合理地饮食。没有什么能够比合理的饮食、合理的营养结构更加重要了。

对于每个人来说，合理的饮食都是非常重要的，因为它能够有效地预防多种疾病，并且无毒副作用。对于任何人来说，合理的饮食不仅能延长人的寿命，而且能够改变人的容颜，对于女人更是如此。很多人以为肤色都是天生的，其实许多后天因素尤其是健康的饮食习惯，也可以让你的肤色更加靓丽动人。不健康的饮食习惯不仅影响健康，更是女性完美肤色的头号大敌。

所以，平时一定要注意合理地调整自己的饮食习惯和内容，适量地补充身体所需的营养，这样，你就会拥有健康而又美丽的容颜。具体的注意事项有以下几点。

1. 不要过多地服用过于精制的碳水化合物。炸薯条会让脸上长痘痘，但根源并不在油，而是土豆。据最新的研究发现，若你的饮食主要是由蛋白质、水果和蔬菜构成，不含或少量含碳水化合物——比如面包、土豆和甜食等，那你的脸上长痘痘的机会就会比别人少。因为，某些过于精致的食物会使体内的胰岛素水平大大提高，并引起一系列的反应，直到最后引起发疹。

2. 对于影响血管弹性的食品和饮料要尽量少食用，这其中包括各种香料、味精、腌制食品和酒之类。

3. 不要过量食用盐。食盐过多的人，皮肤很容易变得粗糙发黑，经阳光暴晒后更是会显得面色黑黄。食盐过多，除了会使面色黑黄之外，也有可能导致面颊长出雀斑。如果同时摄入动物性脂肪和蛋白质过多，也会影响肝脏正常代谢而使雀斑更显眼。

4. 不要过多食用油。过量食用动物油和植物油的人也很容易造成油性黑脸。摄取动物性脂肪和蛋白质过多的人还容易形成红面孔。

5. 经常吃一些粗粮。经常吃粗粮制品有助于保持大便通畅，使体内毒物不会久滞在肠道中。粗粮中含有许多细粮和精加工食品所缺乏的维生素和矿物质，而这些营养素有助于调节肠胃内的环境，易被人体吸收并提高抗病能力和免疫功能。特别是长期坐办公室者、接触电脑较多者、应酬饭局较多者更要多吃粗粮。

6. 多吃深海鱼类。在深海鱼的体内含有许多不饱和脂肪酸，深海鱼是体内不饱和脂肪酸的丰富来源，这些脂肪酸可以抑制体内的炎症，减少皮肤发炎和产生痤疮的几率。

健康美容是完全能够吃出来的。不少女性朋友都把自己的眼球放在各种类型的化妆品上,其实这个时候如果改变一下自己的观点，采用不一样的吃法，为自己的身体多补充一些所需的营养，能够让自己变得更加美丽漂亮。

# 这些食物最能抗衰老

美丽是要付出代价的，如果想使你的皮肤白里透红，看起来更娇美迷人，就只能委屈你的嘴，不该吃的食物一定不要吃。不过对于美丽容颜有益的食物倒是可以多多摄取，比如说适合自己症状的蔬菜和水果。多吃蔬菜水果是对抗衰老最有效的两个方法，因为水果和蔬菜当中含有丰富的营养物质，这些营养物质对于化解导致人体衰老的各种不利因素是十分有利的。

众所周知，衰老、与机体老化相关的疾病以及基因的突变，同自由基的损伤都是有关的。因此保持机体足够的抗氧化物质，及时清除自由基，是抗衰老的重要手段。

而在防治人类一些同自由基损伤相关的疾病和抗衰老的过程中，蔬菜和水果所起的作用是十分重要的。世界各国的膳食指南都把摄取蔬菜、水果列为重要内容。美国2000年修订最新版膳食指南时，将“选择富含谷物、蔬菜、水果的膳食”这一条改为“每日选择多种蔬菜与水果”。

大量科学研究的结果都证明，除了能够为人体提供一些需要的维生素、矿物质以及纤维素等，蔬菜、水果当中还含有许多植物抗氧化物质，如一些蔬菜、水果含有丰富的多酚类物质，包括类黄酮、花色素类等，有些物质的抗氧化作用甚至强于人所熟知的抗氧化剂维生素C、维生素E和胡萝卜素。下面是根据医学研究所列出的常见蔬菜和水果抗衰老能力的排行榜。

1. 36种具有抗衰老作用的蔬菜，按照抗衰老能力由强到弱排列：藕、姜、油菜、豇豆、芋头、大蒜、菠菜、甜椒、豆角、西兰花、青毛豆、大葱、白萝卜、香菜、胡萝卜、卷心菜、土豆、韭菜、洋葱、西红柿、茄子、黄瓜、菜花、大白菜、豌豆、蘑菇、冬瓜、丝瓜、莴苣、绿豆芽、韭黄、南瓜、芹菜、山药、生菜。

2. 30种具有抗衰老作用的水果，按照抗衰老能力由强到弱排列：山楂、冬枣、番石榴、猕猴桃、桑葚、草莓、玛瑙石榴、芦柑、无籽青皮橘子、橙子、柠檬、樱桃、龙眼、菠萝果、红蕉苹果、菠萝、香蕉、李子、荔枝、金橘、玫瑰葡萄、柚子、芒果、久保桃、杏子、哈密瓜、水晶梨、白兰瓜、西瓜、柿子。

除去蔬菜、水果之外，再向大家推荐一些具有很强的抗衰老能力的食物。

1. 鱼肉。多吃一些鲜鱼对于预防心血管疾病是非常有用的。同时，鱼肉中的胆固醇含量较低，在摄入优质蛋白的同时，不会带入太多的胆固醇，鱼肉可为人类提供大量的优质蛋白质，并且消化吸收率极高。

在各种鱼当中，尤其以鲫鱼的效果最好，鲫鱼含有全面而又优质的蛋白质，这些蛋白质对于肌肤的弹力纤维构成可以起到非常好的强化作用。尤其对压力、睡眠不足等精神因素导致的早期皱纹，有奇特的缓解功效。

除去鲫鱼之外，金枪鱼也是一种非常不错的抗衰老食物。金枪鱼鱼肉当中的不饱和脂肪酸能够协助降低血压，预防中风，抑制偏头痛，防治湿疹，缓解皮肤干燥。

2. 贝类。贝类当中含有维生素 $B_{12}$，有助于健康皮肤，保持皮肤弹性和光泽。

3. 麦芽。麦芽可以降低结肠癌以及直肠癌的发病率。由于麦芽本身是没有味道的，因此在食用的时候要把它撒在麦片或者是加在酸奶当中。

4. 矿泉水。矿泉水当中含有镍、碘、锌、氟、钡等对人体十分有益的微量元素，同时还富含偏硅酸和锶。因此经常饮用矿泉水可以增强人体的免疫力，同时还可以预防疾病、抗衰老。

5. 奶粉。奶粉当中含有丰富的维生素 D 以及钙，可以使人的骨骼与牙齿变得强健。

6. 酸奶。酸奶是一种让女性无法抗拒的饮品，其中含有大量的活性乳酸菌，不但可以抗衰老，还有助于消化，并能有效地防止肠道感染，提高人体的免疫功能。与普通牛奶相比，酸奶脂肪含量低，钙质含量高，还富含维生素 $B_2$，这些元素都对人体大有裨益。

7. 鸡蛋。鸡蛋当中含有大量的维生素以及矿物质，最重要的是还含有高生物价值的蛋白质。鸡蛋还能增强记忆力，并且具有美容的作用。

8. 巧克力。常吃巧克力有助于控制人体内胆固醇的含量，令毛细血管保持弹性，对于心血管疾病具有一定的防治作用。巧克力中含有的儿茶酸能增强免疫力，预防癌症，干扰肿瘤的供血。

巧克力中的可可脂含有丰富的多酚，具抗氧化功能，可延缓衰老。

有很多人都既难以抵挡巧克力的美味，又害怕吃后会发胖。专家认为，人之所以会肥胖，其中既有遗传基因的原因，又有过食及活动不足等多种原因，罪魁祸首绝不仅仅是饮食。95% 以上的肥胖都是由于吃得过多及缺乏运动所引起的。在运动之前的 15 分钟补充适量的巧克力，有助于在运动当中为人体提供能量以及运动后的恢复。如果想要既享受美味又不长胖的话，则必须要多锻炼身体才行。

## 白嫩健康的肌肤需要它们

靓丽的肌肤，自然是需要贴心的呵护、精心的保养，不过，有时虽然养护工作做了一大堆，但是看看自己的皮肤状态，却还总是很不尽如人意。

皮肤的老化是与各种各样的压力有着很大关系的，岁月的脚步、质量恶化的空气、过强的紫外线、不均衡的营养、不适当的化妆品、长期处于冷气房当中、生活节奏不正常、压力过大等都是促成肤质粗糙、老化的元凶。而特定的营养素，完全能够缓解这些压力因子为皮肤所带来的冲击。近些年来有一些欧美医师提出了“期待借由营养的调整，来达成维持健康的肤色，呈现自然美丽效果”这一观念。

针对这种护肤理念，我们除去平时所经常进行的护肤工作之外，还需要从身体内部下手，通过补充营养元素的方式，为肌肤补充所必需的养分，这样才能让肌肤由内而外美得彻底、美得通透。

通常情况下，皮肤所必需的营养元素共有以下四大类。

**1. 维生素 E**

这是一种非常好的抗氧化剂，能够有效地抑制过氧化脂质的形成，从而减慢皮肤的衰老。

**2. 硫酸软骨素**

表皮、真皮以及皮下组织共同组成了人类的皮肤，其中影响皮肤外观的主要是真皮。真皮由富有弹性的纤维所构成，而构成弹性纤维最重要的物质便是硫酸软骨素，一旦缺乏硫酸软骨素，皱纹就会前来侵袭。

**3. 胶原蛋白**

胶原蛋白在动物的蹄筋、肉皮、鸡皮以及甲鱼等食物当中含量较高。这种物质是维持皮肤与肌肉弹性的主要成分。但随着年龄增加，皮肤与肌肉中的水分会减少，这便是老化的开始。这个时候，胶原蛋白纤维开始变小，弹性蛋白的弹性也会开始减低，原先真皮中胶原蛋白与弹性蛋白交互构成有规则的网状结构就会逐渐崩解，最后便导致了皱纹的产生，所以补充胶原蛋白能够使皮肤保持年轻、减少皱纹，道理即在于此。

**4. 其他物质**

在人体皮肤的外层，每天都会死亡几百万的表皮细胞。酸奶中含乳酸，可促进矿物质的吸收，有助于皮肤的生长发育。醋可护肤美容。经常用醋和甘油的混合液涂抹皮肤可软化皮肤的黏性表层，去掉死去的旧细胞，使皮肤逐渐恢复细嫩。

在知道了这些营养元素对于皮肤的滋养作用之后，日常生活当中就可以多加注意，尽可能地多补充一些这类元素，令皮肤的需求随时都可以获得满足，拥有白嫩健康的肌肤便会成为一件非常容易的事情。

## 小心，这些食物容易让你变黑

拥有光洁、白皙肌肤的女性，总是能够享有特殊的待遇，因为，均匀而又白嫩的肌肤，能够对五官起到衬托作用，令五官显得更加明丽动人。拥有了白皙的肌肤，自然可以轻易地吸引别人的目光，自己也就更能够享受到由它所带来的优越感和自信心。

不过，可并不是每个人都那么幸运地能够拥有天生的牛奶一般的美丽肌肤，平时一定要注意对自己的肌肤进行保护，积极地进行肌肤养护美白工作，令肌肤保持健康的状态，散发出自然白皙的光泽。此外，生活中的许多细节也需要注意，比如说，烈日当头的时候需要加强防晒，以便抵御不同的紫外线，等等。

除去上面所说，想要拥有白皙剔透肌肤的爱美女性还要注意一点，有些食物也是会影响到你的肤色的，在食用这些食物时一定要加以注意。如果你的肌肤粗糙发黑，便有可能是你摄入了太多的食盐，这样的肌肤经阳光暴晒后更是会明显变黑。如果你食用了过多的木瓜、柑橘、芒果等胡萝卜素含量较丰富的食物，会因为本身的黄色素摄入过多而产生色素沉着或者使脸色偏黄。

皮肤是否白皙，主要取决于黑色素细胞合成黑色素的能力。在人的表皮基层细胞间，分布着黑色素细胞，它含有的酪氨酸酶可以将酪氨酸氧化成多糖，中间再经过一系列的代谢过程，最后便可生成黑色素。酪氨酸酶的活性与体内的铜、铁、锌等元素密切相关。经常进食富含酪氨酸和稀有元素锌、铜、铁的食物，例如动物内脏、蟹、河螺、牡蛎、大豆、扁豆、青豆、赤豆、花生、核桃、黑芝麻以及葡萄干等，皮肤的色泽就较黑。

除去可能会使面色变得黑黄之外，食盐过多，还有可能导致面颊长出雀斑。刺激性食物亦可使皮肤老化，尤其是咖啡、可乐、浓茶、香烟、酒等，可使体内氧化作用加快，导致黑色素分子浮在皮肤表层，使黑斑扩大及变黑。若同时摄入动物性脂肪和蛋白质过多，则会影响肝脏的正常代谢而使雀斑更显眼。摄取动物性脂肪和蛋白质过多还可能引起面部赤红，因此在食用含动物性脂肪和蛋白质食物的同时，还应辅以含大量叶绿素的蔬菜，如菠菜、芹菜、莴苣等。

如果不想让自己天生的美丽肌肤变粗、变黑；如果不想让自己坚持美白的努力化为泡影，那么一定要注意以上这些食物了，千万不要过量食用，对于那些严重危害皮肤健康的食物或者饮食习惯，还要下定决心将其戒除。

## 盲目减肥，会变老、人不瘦

很多热衷减肥的美眉都会发现，在看了一些减肥方法后依照其减肥，不但最后不能瘦身，反而发现自己越减越胖，然后产生消极抵抗的情绪，暴饮暴食，最后完全走上了一条和瘦身相反的道路。如果你对这类妹子的减肥方法做一下研究，就会发现，她们在减肥的过程中，存在很多误区，导致减肥的失败甚至是越减越肥。因此，减肥一定要采用科学的方法，避免自己陷入误区，影响减肥效果。

**1. 常见的错误减肥观念**

（1）减肥即是要消灭脂肪。

大部分人在减肥过程中都认为，只有与脂肪“绝缘”，才能获得窈窕的身形。其实，脂肪并不是让人长胖的原因，对于食用的脂肪来说，它们不仅不会在体内转化为脂肪储存起来，而且这类脂肪进入人体后的分解还能在一定程度上抑制脂肪在体内合成。

其中，玉米油和橄榄油所含的脂肪，不但不会让人长胖，还具有降低低密度脂蛋白的作用，因此被当做减肥的绝佳食用油。另外，脂肪类食品有耐消化、抗饿的功效，因此食入后容易产生饱腹感，可减少对淀粉类食物以及零食的摄入量，这也有助于减肥。可见，摄取适量的脂肪不但不会长胖，而且还对健美有益处。

（2）营养丰富会造成肥胖，因此减肥就不能太营养。

这样认为的人是没有认识到人体肥胖的真正原因，而以肤浅的眼光认为是营养过剩导致了肥胖。其实，营养积累过多有可能引起人体肥胖，但肥胖的主要原因还是因为饮食中缺乏能使脂肪转变为能量的营养素。只有当人们的身体中获得的脂肪转化成能量释放出去，脂肪才能真正变少，而体内脂肪在转化成各种能量释放的过程中，需要很多营养素的参与、帮助。这类营养素包括维生素 $B_2$、维生素 $B_6$ 及烟酸等。富含这些营养素的食物包括奶类、各种豆制品、坚果、蛋类、动物肝脏和肉类，这类食物通常也被看做含有高脂肪的食物，因此被很多减肥人士列入减肥食品的黑名单之中，导致人体脂肪直接摄入而不能转化为能量支出，即使脂肪摄入量少，日积月累也会让人长胖。

（3）胖子喝水也长胖，所以减肥时水也要少喝。

当人体摄入水分过少，导致体内水分不足时，人体便会不断积蓄水分作为补偿，同时导致体内脂肪更容易积聚，从而引起肥胖。而且，饮水不足还可能损害身体健康，导致人体新陈代谢功能紊乱，让人吸收能量多，释放能量少。因此，绝不要在减肥时把水也一块减掉。

（4）辣美人 = 瘦美人，所以吃辛辣食物可以减肥。

人们都注意到泰国、印度等地的人很少出现肥胖，大多都拥有纤细的身姿，特别是印度美女的腰，如水蛇一般诱惑人心。据推断这是与他们平日爱吃辛辣食品有关。因为吃辣容易流汗，加速新陈代谢，而且辣味食品只要吃一点点便可以让人产生饱腹感，所以有减肥的效用。但其实，吃辛辣食品也有副作用，长久采用辛辣食品减肥的美眉容易让胃部机能受损，更甚者出现胃痛或胃出血的症状。而且吃太多刺激性食物会让皮肤变得粗糙不光滑，易产生暗疮，绝对得不偿失。

（5）减肥时要减少食物摄入量，因此不应该吃早餐。

这种想法是非常错误的，早餐是一天中最重要的一餐，人体一天活动所需能量的接近一半都是通过早餐获得的，不吃早餐不但不能达到减肥的目的，还会让人一天精神萎靡，无法正常工作或学习，最后因为早餐不吃太饿，导致中晚餐摄入过多的食物，与减肥背道而驰。

**2. 减肥不当带来的危害**

（1）脱发。

对身体过瘦的人来说，体内脂肪和蛋白质均供应不足，因此头发频繁脱落，发色也逐渐失去光泽。如果过分节食，头发则缺乏充足的营养补给，其中包括缺少铁的摄入，便会枯黄无泽，最后导致大量脱发。

（2）骨质疏松。

体瘦的女性髋骨骨折发生率比标准体重的女性高一倍以上，这是因为身材过瘦的人体内雌激素不足，影响钙与骨结合，无法维持正常的骨密度，因此容易出现骨质疏松，发生骨折。

（3）胃下垂。

以饥饿法减肥的女人常常感觉食欲不振、胀气、胀痛，这都有可能是胃下垂的征兆。胃下垂明显者常见腹部不适、饱胀、重坠感，在餐后站立或劳累时症状加重。胃下垂严重时还伴有肝、肾、结肠等内脏下垂的现象。

（4）贫血。

营养摄入不均衡使得铁、叶酸、维生素 $B_{12}$ 等造血物质摄入不足；吃得少，基础代谢率也比常人低，因此肠胃运动较慢，胃酸分泌较少，影响营养物质吸收。这些都是造成贫血的主要原因。

（5）记忆衰退。

大脑工作的主要动力来源于脂肪。吃得过少，体内脂肪摄入量和存贮量不足，机体营养匮乏，使脑细胞严重受损，直接影响记忆力，变得越来越健忘。

所以正在减肥或者正打算减肥的女性朋友一定要做好减肥计划，做到有原则地减肥，不能为了瘦身而盲目减肥，否则影响了身体的健康，即使体重下降了，也不会成为有魅力的女性。要让自己养成良好的饮食习惯，坚持适当健身，保证充足睡眠，脸色才能呈现红润健康，身体才能充满活力。

## 这些食物可以“烧”掉脂肪

“赤壁之战”“空城计”是历史上有名的以智取胜的战役。减肥跟打仗一样也需要智取，而不能盲目硬拼，否则会得不偿失，“赔了夫人又折兵”。减肥的小美女最怕听见：“你看看你的脂肪有多厚啊，冬天肯定不怕冻！”多么损人的一句话！“脂肪妹”还不赶快行动起来，学习智“取”脂肪的方法！

很多女性为了保持性感的身材，严格控制自己的饮食。其实这种做法是错误的，在消化食物的过程中，身体也在消耗热量。有些食物在消化的过程中需要耗费比自身更多的热量，还有一些食物能够提高我们的代谢水平，它们就是让我们越吃越瘦的燃脂食物。

**1. 减肥女性要“饮”以为荣**

身材丰满的女性平常要多喝水，如果一天喝上500毫升的水，身体的代谢速度就能提高30%；饮用适量的奶制品，每日饮用3～4次牛奶、酸奶的人，其体内脂肪可以减少70%以上；茶，当然也是不能放过的燃脂佳品，绿茶不仅有抗癌、抗氧化作用，还有提高新陈代谢的作用，每日喝3杯，能消耗60千卡热量。

**2. 多吃燃脂蔬菜**

菠菜能促进血液循环，令距离心脏较远的双腿也吸收到足够的养分，平衡新陈代谢，起到排毒瘦腿的效果。

西芹含有大量的钙和钾，可减少下半身的水分积聚。

常吃新鲜的西红柿可以利尿，缓解腿部疲劳，减轻水肿，生吃效果更好。

甘蓝含大量的钙和维生素 C，能提高代谢速度。

**3. 燃烧脂肪的蛋、肉制品**

蛋内的维生素 $B_2$ 有助于去除脂肪，除此之外，它蕴含的烟酸及维生素 $B_1$ 可以去除下半身的肥肉。

经常吃海鱼，对降脂减肥十分有益，每星期可以吃 3 ~ 4 次。

**4. 五谷杂粮是燃烧脂肪的佳品**

芝麻的亚麻仁油酸可以去除附在血管内的胆固醇，促进新陈代谢。

红豆所含的石碱酸成分可以增加大肠的蠕动，促进排尿及减少便秘。

花生含有极丰富的维生素 $B_2$ 和烟酸，一方面带来优质蛋白质，长肉不长脂；另一方面可以消除下身的脂肪肥肉。

燕麦被称为“燃脂斗士”，能提供饱足感和身体所需的能量，还能有效帮助身体燃烧脂肪。

怎么样，没有想到吧，入口的食物竟然还能够帮助你减肥呢，只要你选对了食物，不仅不用节食，还可以放开胆子吃饱吃好了。

## 多亲近带给你饱足感的食物

饱腹感是指在一餐结束后长时间感到饱足，不再感到饥饿或缺少食物的一种感觉。要想从食物中获得更多满足感，就要多吃那些量很大而相对卡路里含量较少的食物。以扩大食物的食用量而以更少的卡路里获得最大限度的满足感的进餐技巧是：第一道菜上清汤、蔬菜汁或是搭配低脂调味品的色拉，一定不超过100卡路里；再者，在主食的选择上，最好选择能带来饱腹感的食品作为主食。下面给大家推荐几种适合的主食。

**1. 绿豆、红小豆**

在平常吃的饭当中多加入绿豆或者红小豆，可以明显地减轻一天内的饥饿感。需要注意的是，在食用这样的食品的时候一定不要选择经过精加工的食品如绿豆糕等，精加工的食品营养价值降低，热量增加，吃多了很容易让人发胖。因此，应尽可能地吃一些原汁原味的食品。

**2. 全麦粉**

顾名思义，全麦粉就是100%的全麦面粉，即在加工小麦的时候，保留了麸皮和小麦胚芽。由全麦粉所做的食品在人体内的消化速度很慢，在体内转化成糖的指数相对较低，所以比吃普通白面更能抵抗饥饿。

**3. 褐色糙米**

褐色糙米内含有较多的直链淀粉，在人体内消化吸收得比较慢，在体内转化成糖的指数也比大米低。用褐色糙米做饭，比普通大米更有利于健康。

#### 4. 燕麦片

燕麦片含有大量的可溶性膳食纤维和植物固醇，有降低血胆固醇和血脂的作用。在选购麦片的时候要选择加工粗制的麦片，不要选择可以迅速烹调的麦片。粗制的麦片升糖指数比较低，是真正的饱腹食品。在早餐的时候喝点燕麦粥，可以为你补充营养，产生的热量也不会很多，帮助你保持一个完美的身材。

其次，要多吃瓜果蔬菜。如果不想在节食期间产生饥饿感，就要保证食用的食品每一种都富含营养。瓜果蔬菜中的纤维素有助于产生饱腹感。多喝水也会达到和补充纤维素同样的效果，但并不提倡靠喝白开水来控制食量。我们可以吃一些水分含量高的蔬菜水果。此外，多喝汤也容易让人产生饱腹感。下面介绍其他一些饱腹指数比较高的食物。

海藻当中富含水溶性纤维，对营造饱腹感非常有效，而且海藻当中还富含微量矿物质，如锌、锰和硒等，是在日本很流行的减肥食物和长寿食品。

为了使自己产生饱腹感，还应该多吃新鲜的食物。相比在冰箱中冷藏的食物，新鲜的食物对身体更有利。新鲜食品中含有的各种营养成分的比例都是最佳的，如矿物质、脂肪、蛋白质、维生素、水和碳水化合物。有些营养物质的需要量极低，这些低需求量的营养物质只有在新鲜食物中才含有。

当食品被加工或者冷藏的时候，它们当中的营养成分会慢慢减少，以至于营养慢慢丧失。当食品被磨碎的时候，其中的纤维素就会被完全破坏。食物被加热之后，其中的维生素会被破坏，食物的色、香、味也会有很大的改变。有些商家为了能吸引更多的顾客，会在食品当中添加调味剂、人工色素和防腐剂等添加剂，尽管我们已经知道这些添加剂是安全的，但我们不知道这些添加剂在人体当中的反应是否和新鲜食物相同。

新鲜食物吃起来比较费劲，对于那些吃得快的人是有好处的。瓜果蔬菜当中含有的水分会补充到身体里，让人产生饱腹感。比如，用猕猴桃代替猕猴桃干，猕猴桃干我们可以吃很多，而猕猴桃却吃不了那么多，很快就会饱了。

## 慢进食，才能快减肥

“慢进食”，指的是要用乌龟一般的速度和耐性来摄入食物、补充营养，可能当你看到这个解释的时候会感觉十分可笑，但事实上，只有将进食的速度放缓，才可以收到快速、显著的瘦身效果。“慢进食”的方法主要有下面这几种。

**1. 细嚼慢咽**

东西吃慢一点可以瘦身，是因为感到吃饱时吃进肚子里的东西少，而这和大脑的活动有关：称为瘦素的荷尔蒙要刺激中枢神经的话，共需要20分钟左右，吃得快的人往往还没感到吃饱，就已经吃得太多了；只有细嚼慢咽，才能在吃得过多之前让瘦素帮助你“刹车”。而且，通过细嚼慢咽可以发现狼吞虎咽时未曾发现的食物原味。

### 2. 果蔬和茶慢解馋

时时刻刻提醒自己小心身材，可是总有嘴馋的时候。营养专家告诉大家，嘴馋的时候别尽想着甜点零食，可以将芹菜、小黄瓜和胡萝卜切成条状，嘴馋的时候就抓来嚼一嚼，这种吃法虽然不像进食肥膏厚味能够快速解馋，但是，却更加健康，没有堆积脂肪的后顾之忧，还可以顺便补充一天的蔬菜量。

### 3. 在舒适的灯光或烛光下就餐

据研究，人在霓虹灯下的饭量可以比舒适灯光下的饭量高一倍。也就是说，尽量在舒适的灯光下用餐，人的进食欲望便可以不那么急切，胃口也可以变小，所摄入的卡路里自然也就减少了。

营养学家米·哈姆教授指出：“边吃饭边看书或者看电视会使人觉察不到自己是否吃饱，是否吃得太快或太多。”因此，有意享用每一顿饭，就要营造一个惬意的就餐气氛，要有整洁的餐桌和微弱的灯光。

### 4. 用粗粮代替精粮

专家建议进餐时可用糙米、五谷米代替大米，这些粗粮不仅是可以细嚼的食物，透过细嚼更可以吃出美味。黄豆也是可以细嚼的食物之一，它可以降低胆固醇，其植物雌激素也可以增加骨质密度，更可预防更年期症状。

另外，慢慢喝茶也能有效地解嘴馋，而且中国茶多数都有促进脂肪代谢的效果，茶中含有能分解腹部脂肪的元素。

身体水肿尤其是脸部水肿是曼妙身材的天敌，而治疗水肿的主要办法是排除体内多余的水分。据了解，在水肿的日子里，可以试试喝一些减肥茶，这样不仅有利尿解毒的功效，还可以达到消肿的目的。长期减肥而体重没有明显下降的人不妨试喝一下。

除去在饮食方面注意将节奏放慢之外，还要每周配合两次“慢”运动，这样才能够真正地将体重控制起来。

## 蔬菜营养分等级，减肥效果各不同

减肥的女性总是会去寻找各种各样的减肥食谱，但其实，身边最简单的食物——蔬菜，就是减肥的最佳食物，是餐桌上的天然“降脂药”。比起常食用肉类的女性来说，那些常食用蔬菜的女性通常更容易获得良好的饮食习惯，更好地保持自己的身材免受超重或肥胖的困扰。而且常食用蔬菜的女性到了中年以后，因为长期形成的饮食习惯，能让她更好地避免高脂肪、高热量食物的诱惑，所以说，蔬菜是减肥的最佳食物。但其实，不同的蔬菜，其营养价值是不同的，在食用蔬菜时，应该多吃营养价值高的蔬菜，这样可以为身体补充更丰富的营养，同时防止热量太高。

在考虑一天的蔬菜食谱时，很多人通常是按自己口味的偏好来决定今天吃什么样的蔬菜，但其实，食用蔬菜有一个更加科学合理的指标——营养，即根据蔬菜的营养高低来决定一天的蔬菜食谱。科学家根据蔬菜所含营养成分的高低，将其分为了甲、乙、丙、丁四类。下面，就对这四类蔬菜逐一进行介绍。

### 1. 甲类蔬菜

这一类蔬菜的营养成分中有大量的核黄素、胡萝卜素、维生素 C、纤维素、钙等，营养价值最高。菠菜、小白菜、韭菜、芥菜、苋菜、雪里红等均属于甲类蔬菜的范围，在食用蔬菜时，应多食用这类营养价值高的蔬菜。

### 2. 乙类蔬菜

该类蔬菜所含营养成分不及甲类蔬菜所含营养成分丰富，营养价值次于甲类蔬菜。通常该类蔬菜又被分为三种小类型。第一类是含有核黄素的，主要是指新鲜豆类和豆芽；第二类含有较丰富的胡萝卜素和维生素，这类蔬菜主要指胡萝卜、大葱、青蒜、芹菜、番茄、辣椒等；第三类主要是指含有较多的维生素 C，主要包括大白菜、包心菜、菜花等。

### 3. 丙类蔬菜

这类蔬菜含有较少的维生素，但热量比较高，主要指含淀粉较高的蔬菜，像土豆、芋头、山药、南瓜等。

### 4. 丁类蔬菜

这一类蔬菜由于只含少量的维生素 C，营养价值较甲、乙、丙三类蔬菜都要低，因此被分为丁类蔬菜。丁类蔬菜主要有冬瓜、竹笋、茄子等。

知道了科学合理的蔬菜分类，了解了各类蔬菜所含营养成分的高低、营养价值的大小，就可以合理地安排自己的蔬菜食谱了。但在食用蔬菜时，为保持蔬菜的营养价值不流失，最大限度地摄取蔬菜的营养价值，在食用蔬菜时还需注意以下几个方面。

（1）对于刚买回来的新鲜蔬菜，不要放在冰箱或厨房里，等到第二天再吃，最好买回的当天就吃掉。因为蔬菜存放时间一长，维生素等营养物质便会慢慢流失，那么人体所能摄取到的营养就会减少。因此，新鲜蔬菜要现买现吃。

（2）食用蔬菜时，应该明确蔬菜的营养部分。像有些人在吃芹菜时，喜欢把芹菜叶子摘掉，只吃芹菜茎，但如果这些人知道芹菜中至少有一半的营养都在叶子里，他们应该就不会那么轻易扔掉芹菜叶子了。还有就是在制作饺子馅时，把切碎的菜叶泌出来的菜汁挤掉，这会使蔬菜的维生素损失 70% 以上。因此，做蔬菜饺子馅时，如果担心菜汁出汤，正确的方法是将切好的菜用油拌好，再加盐和调料即可。

（3）根据测试，用大火炒出来的菜，维生素 C 损失仅 17%，但先炒后焖的炒菜方法，蔬菜里的维生素 C 损失会超过大火炒出来的菜。因此，炒菜时用旺火，这样制作出来的菜，既有诱人的炒菜香味，又能保证其营养成分不至流失过多。另外，如果在炒菜时加少许醋，更有利于维生素的保存。

（4）有些人在做菜时，喜欢提前把菜炒好，然后放在锅里或有盖的碗里温着，过一段时间再吃，或者一次做两顿的量，第二顿就把第一顿时的蔬菜热热再吃。其实，蔬菜中所含的B族维生素，在炒好后温热的过程中会损失。因此，吃蔬菜应该现炒现吃。

蔬菜是减肥不可或缺的食物，经常食用蔬菜的人比经常食用肉类的人更少地遇到肥胖问题的困扰，所以，还等什么，赶紧选好适合自己需要的蔬菜，制作一盘精美可口的菜肴端上自己的餐桌吧。

## 生食营养更全面，绿色减肥更神奇

生食即“有机种植”的新鲜蔬果和谷类不经过烹饪直接生吃。生的食物能够最大限度地保留各种营养素，促进人体新陈代谢正常化，除去各种废弃物，有效预防糖尿病、癌症、肥胖、便秘等现代人的疾病，帮助身体维持健康状态。

在心血管疾患、糖尿病、癌症等疾病肆虐的今天，反思远古原始人习惯生食却身体健壮的历史，饮食科学专家们发现，现代人在日常生活中，适当地搭配一点蔬菜、瓜果类植物性食物做生食，至少有四点熟食无法媲美的益处。

（1）保护天然植物性食物中的营养素，不因烹熟遇热而遭分解、破坏，尤其是有止血抑癌、健身抗病作用的维生素 C。

（2）植物性食物中有保健抗癌作用的物质，不会因烹熟遇热而减少。如有抑癌抗癌作用的叶绿素、黄酮，有提高肝脏解毒功能的植物激素，以及能助消化、促代谢的酶类等物质。

（3）保护人体免疫功能。现已发现，人体血液中的“卫队”——白细胞的数量，常于食用熟食后出现暂时性增多，处于如临大敌的状态，不利于机体休养生息养精蓄锐。长期、单纯地吃烹熟食物，还会降低其杀菌、抗癌功能，而生食则无此弊端。

（4）生食没有人为投入的食盐、食糖、香精、糖精、增色剂、防腐剂等物质，也没有熟食熏烤、油炸过程带来的苯并芘等致癌物，因而没有熟食加工时可能带给人体的潜在危害。

生食是最佳的天然食品的食用方法。比起一般食品，天然食品对身体更有好处，构成生食存活的营养素包括胚芽、酶、叶绿素、食用纤维、维生素、无机物、植物性生理活性物质等这些营养素大部分很容易在加热时被破坏，因此只有在生食中才能完整地保存下来。在这些存活的营养素当中最受到关注的就是植物性生理活性物质。至今人们知道的防治疾病的成分有：抗癌维生素、抗癌无机物、预防癌症的类胡萝卜素（胡萝卜）、番茄红素（西红柿）、防治骨质疏松症的异黄酮（黄豆）等，而这些成分主要在吃生食时才能充分摄取。现已证明营养素不仅能激活免疫功能，还能增强免疫力以预防和治疗各种疾病。这是生食能防治癌症和成人病的证据。

生食是将有生命的食品与少食、全面营养等原理结合在一起。当然生食并不能替代药物。但是生食能带给患者超乎意料的治疗效果，这是为什么呢？原因之一是食用生食能创造良好的治疗环境；原因之二是生食能替代患者的一般饮食并可以持续食用。创造一个不得病的好环境，要比治疗疾病重要得多。

人们总是暴露在异物、细菌、病毒和致癌因素的攻击环境里，当这些物质侵入到体内的时候人有可能患各种疾病。但是，我们生来就拥有能抵抗这种外部攻击的免疫系统，因此才有可能健康地生活下来。在相同环境下有人能保持健康也有人经常患病，这是因为人和人之间的免疫力有差异。免疫力强的人能很好地抵抗并战胜各种病毒、细菌、致癌因素等的攻击，但免疫力弱的人则会在异物和病毒的攻击下患各种疾病。人人体内都有癌基因但并不是人人都将患癌症，不患癌症的人正是得益于免疫系统抑制癌细胞生长的能力。但是当免疫细胞失去正常作用的时候就无法抑制癌细胞的生长，人就会患上癌症。饮食疗法的伟大之处在于可以有效增强机体免疫活力，这样不仅限于对主要疾病有效果，还能同时防治其他疾病。

生食因为未经加热，能最大限度地保留天然营养素。作为含有生命的、存活的胚芽、叶绿素酶、植物性生理活性物质等的天然食物，生食可以恢复身体免疫力，缓解各个脏器的不良症状，再生受伤的组织细胞等，具有出色的人体功能正常化作用。植物生长在灿烂的阳光下，带着清新的、自然的生机拥有着大地所赐予的丰富营养，其绿色包含着生命的气息。未经加热直接食用这种充满生命力的、新鲜的食物，能为我们带来健康的身体。天然生食方式可以加强人体的自身治愈力，帮助人体依靠自身防治各种疾病，因此对各种疾病均有防治效果。

## 营养根据年龄补，才能享“瘦”无极限

减肥瘦身就和美容养颜一样，随着年龄的变化该用不同的方法，否则就会影响效果。所以，要成功减肥，就要先了解随年龄变化的“瘦身力”，并配以饮食调理，才能永葆窈窕的身材。

**1. 20 岁的时候**

人长到 18 岁时，体格、身高、长相大概已经定型了。到了 20 岁的时候，身体功能达到高峰，心律、肺活量及骨骼灵敏度、稳定度、弹性均到达最佳状况，同时还有增高的机会，这是人生最有朝气的时候。

这个时候人体的体能达到了最高峰，需要摄取足够的营养素维持，但为避免营养不良，影响身体的成长，不能采用节食减肥法，而是要均衡饮食，利用摄取均衡的营养帮助脂肪燃烧及代谢，降

低脂肪的堆积。每天至少喝2000毫升的水，可以加速废物的代谢，而且喝含矿物质的矿泉水对刺激肠道有很大的帮助。

2. 21 ~ 25岁

脂肪细胞绝大部分在26岁前就已经形成，之后很难增加或减少，所以必须在21 ~ 25岁这段时间将身材定型，不然就会成为易胖体质。25岁是人体的一个临界点，人的生长和体力在这一年达到最高峰，可以在这个时候尝试各种形象。不过21 ~ 25岁时玩兴会大增，如果对于饮食又不忌口，甜的、辣的、咸的都往肚里塞，身材就会走样。

这时候身体功能仍属于高峰状态，常会不自觉吃进过多的东西，除了正常的三餐以外，还常吃高油脂的素食、下午茶、夜宵及各式零食，所以一定要谨守只吃营养均衡的三餐原则，不碰任何油煎、油炸、油酥的高油脂食物，减少热量的摄取。

每日三餐的原则是“早餐吃得好，午餐吃得饱，晚餐吃得少”，而吃饭的时候，要放慢速度，好让大脑有时间形成饱足信号，消除饥饿感；不要饮用含糖分高的果汁、汽水饮料；喝咖啡、热茶的时候，不要放糖和牛奶；宜多用蒸、煮、卤、炖、凉拌的烹调方式，以减少油量摄取；每天至少要喝2000毫升的水，让胃部的体积装满，以减少食物摄取。

3. 26 ~ 30岁

26岁与25岁只差一岁，可是就在此时，细胞新陈代谢的速度开始下降，稍微不注意，就有可能让身材变形，我们会惊讶地发现，即使体重不变，腰围、臀围及大腿却变粗了，甚至身体的灵敏度都不如以前了，下蹲、跳跃、爬楼梯都显得力不从心，还会喘个不停。

因此 26 ~ 30 岁的你一定要改变心态，不能再像以往一样乱吃乱喝，需要控制饮食，持续运动，以维持轻盈体态。最有效的瘦身秘诀：谨守只吃三餐原则，不吃下午茶及夜宵，避免吃进太多糖分及脂肪；三餐食量以基础代谢率为基准，但一定要营养均衡，绝不要挨饿；减少不必要的聚餐及喝过量的酒；进食时，要注意代换及计算餐点的热量，不要吃得过量；尽量不要碰任何油煎、油炸、油酥的高油脂食物，避免过多的脂肪堆积在体内；要选择无糖的饮料，不要喝含糖分高的咖啡、饮料及加工果汁，宜选择糖分低的营养蔬果汁；碳水化合物的食物要减少，尤其是摄取精制、高油、高糖的面食类至少要降低一半的量；每天要喝至少 2000 毫升的水，以利废物的排出。

**4. 31 ~ 35 岁**

30 岁是女人青春和成熟结合最完美的时期，尤其这个时期是孕育子女的阶段，最能展现女人的风韵。但是过了 30 岁，身材就开始走下坡路，如果能够细心呵护，谨慎对待，还能保持标准身材及健康体态；如疏于照顾，忘了倾听身体的声音，不仅身材会走样，甚至还会罹患因饮食不当造成的慢性病。

这个时候需要谨守只吃三餐原则，不吃下午茶及夜宵，避免摄取太多糖分及脂肪；不要只吃快餐，避免营养不足，降低了新陈代谢；需计算基础代谢率；可经常服用具有消脂作用的中药茶或花茶，可燃烧及代谢体脂肪，避免喝可乐、汽水、咖啡等含糖、咖啡因的饮料；要判断正确的饮食法，不要道听途说，人云亦云，比如说辛辣物有减肥效果，就拼命吃咖喱饭、泰国酸辣汤；随时随地记录每餐吃的食物，以调整每餐的进食量。

5. 36 岁以上

36 岁以后的新陈代谢率已经趋缓，但麻烦的是饮食习惯已经定型，一不小心，就会吃进太多高油脂、高糖分的食物。之后你就会发现肚子圆了、腰粗了、大腿变粗、臀围变宽、尖脸变成双下巴，而且背脊挺不起来，之前买的衣服完全穿不下去，要买大一两号的型号……因此 36 岁以后的你更需要随时检视自己的身材是否开始变形，并立刻更正饮食习惯。

这个时候要以均衡三餐为主，但饮食要节制，量要减少；不碰任何油煎、油炸、油酥的高油脂食物，少吃高胆固醇食物，多吃膳食纤维高的青菜、水果、全谷类；少吃含糖的食物，如巧克力、糕饼、甜甜圈、含糖茶饮，即使爱吃也必须减少 2 / 3 的量，浅尝即可。

虽然不同的年龄，身体会有不同的特性，但是只要注意得当，掌握好不同年龄阶段的进食原则与方法，那么，无论在哪个年龄段，你都是一道永不褪色、靓丽的风景。

## 排出体内毒素，才能瘦得轻松

很多人无论如何节食、如何运动，还是摆脱不了肥胖的命运。其实控制肥胖不能只是一味地滥用各种方法，而首先应该找出自己肥胖的真正原因。比如有些人的肥胖是骨子里的胖体质造成的，有些则是身体内的毒素造成的。

我们也经常听到中年人抱怨，怎么吃都容易胖，不吃还是胖，殊不知，这就是没有适当让身体排毒导致的。每一位成年人体内，一般会存有 3 ~ 25 千克垃圾，这是一个非常惊人的数字。这些毒素积压在体内，长期就形成了可怕的油脂和脂肪。所以，我们想要减肥就要学会排毒。

排毒瘦身就是指把心脏、肝脏、胃、大肠等器官内长期堆积的毒素通过多种手段排出，让细胞恢复最佳机能与活力。体内的毒素排出后，抗氧化物就更易生成。而抗氧化物能起到防止细胞老化的作用，同时能够加速脂肪分解。

排毒瘦身法最重要的部分就是给大肠解毒。俗话说：有干净的大肠才有健康的身体。因为毒素排出的最后一道关口是大肠，如果大肠内有毒素，那么即使身体的其他地方都很干净，大肠中的毒素也会重新回到体内，影响健康状况，这就和下水道堵塞污物会回流类似。肠内不干净，有毒气体产生，则会使屁有臭味，甚至还会产生口臭，严重时还会引发头痛。

排毒瘦身法的特征，用一句话来说，就是赋予身体“清”和“快”

的感觉。“清”，是指使肠干净，使肝净化，使血液更清；“快”则是指使吃、睡、排泄等生理活动正常无障碍。

一般，排毒解毒分为六步。

**1. 拒绝诱发毒素的物质**

谨慎使用喷雾剂、摩丝等日常化学用品，喝净化过的水，减少快餐食品的摄取等。

**2. 加强毒素向体外排泄**

循环系统如果从组织内部开始消除毒素的话，那些毒素就会通过汗、小便、大便排出体外。强化皮肤的汗腺、肾脏、大肠等排泄通道，是加强排泄的办法。

使毒素排出的办法有肠解毒疗法和皮肤发汗疗法。清肠或服用肠机能强化食品、中药，都是肠解毒疗法。皮肤发汗疗法是通过人为加热使全身体温升高，以使体内的毒素随汗排出，令新陈代谢更加活跃，具体的方法有桑拿等。

**3. 促进循环**

人体通过血液和淋巴液的循环，向各个细胞输送养分和氧气，祛除在代谢过程中产生的多种毒素。换句话说，如果循环不顺畅，养分就不能顺利输送，毒素也不能排出，停滞型瘀血状态就会持续，这样会诱发多种疾病。

运动能改善消化系统的功能，促进胃肠蠕动，加快食物的消化和吸收，保持大便的通畅，而且有助于血流的改善。

运动时，呼吸变得急促，通过血液流入肺部的氧增多，从心脏发送到全身的血流也会更活跃，血液中丰富的氧会使肌肉堆积的糖原或皮下脂肪被分解，转化为能量。步行、慢跑、滑冰、游泳、骑自行车、打太极拳、跳健身舞、做韵律操等有氧运动，都有改善血液循环的作用。

**4. 恢复胃肠的功能**

在中医学里，肠胃的机能被看做是五脏六腑的根本。例如，肠的机能下降会引起各种有害细菌和毒素的急剧增加。这不仅会损害肠黏膜，还会让饮食中的杂质和污染物进入血液。为预防肠机能降低，平时应该养成规律的饮食，不要暴饮暴食，还应该多摄取膳食纤维。

**5. 激活肝功能**

肝脏是消化器官，同时也是血液循环器官、新陈代谢器官。人体内碳水化合物、脂肪、蛋白质、维生素、矿物质、水及激素的代谢，都与肝功能有着密切的关系，因为肝脏能够解毒。由于肝脏具有解毒功能，才使人体内环境保持在某一恒定的状态，保证正常的生命活动。

因此，肝的机能如果发挥不好，肯定会对身体造成影响。为了维持肝脏的健康，应该注意休息，避免过度服用药物、过度饮酒和吸烟。

**6. 减轻压力**

适度的压力可以使人在事业上进步，然而，过度的压力会对身体造成很大伤害。压力是妨碍人体自身解毒机能、增加毒素在肠内浸透的原因之一。积极乐观的心态，可以说是祛除心灵之毒的最好钥匙。培养有益的业余爱好、读书等活动和适当的休息，是使身心从疲劳和压力中摆脱出来的最好办法。

以上所提的这六个步骤，能够帮助你轻松排除体内毒素，令体内毒素没有机会积压下来，这样的话，也就相当于将累积脂肪的温床消灭掉了，脂肪不再囤积，排除毒素，一身轻松。

## 减掉腹部赘肉的三大饮食法则

怎样才能够让自己的腹部变得平坦而又没有赘肉呢？只要按照接下来所介绍的这三项饮食减肥守则来进行的话，只需 4 天就可以将肚子上面的赘肉减少，你便可以看到小腹凹下去的神奇效果。

**1. 戒掉高碳水化合物**

如果你在午餐的时候习惯食用米饭的话，那么注意，最好是用一片全麦面包来代替米饭，米饭里可以加入一小块鸡肉片或是奶酪片。另外，把你的下午点心从脆饼干改为坚果或者瓜子。当你忍不住想吃主食的时候，你可以选择糙米。对于像米饭、奶糖、粉丝和燕麦粥等这些高碳水化合物一定要戒除。

这是因为作为一个后备的能量来源库，你的肌肉储存了一种叫做糖原的碳水化合物。在每克糖原当中都含有 3 克的水分。但是除非你正在进行一个很激烈的健身计划，否则你并不需要储存那么多的能量。

**2. 换掉调味品**

在制作食物的时候，使用无盐的调味品，杜绝盐、以盐为主的调味品以及精加工的食品。

在煮菜的时候要改变老是喜欢往食物里加盐的习惯，因为盐是很容易吸水的，当你摄入了比身体所需要的更多的盐分时，你的身体就暂时储存了比较多的水分，结果就是你会感觉到很迟钝，身体也会增加额外的重量。

**3. 减少生食水果、蔬菜的摄入量**

每天食用适量的蔬菜和水果是必需的，但是最好是将其煮熟了来吃。白煮是不错的烹调方式，既快又简单，但是记得不要加盐。

之所以这样做也是有原因的，拿胡萝卜来说，半碗煮过的胡萝卜跟一碗生胡萝卜所含有的营养成分是一样的，但是熟的胡萝卜在体内的升糖系统里所占的空间较小。这一规律同样适用于新鲜的水果。

## 越温暖的食物，越能摆平肚肚

冷，让女人血行不畅，腹部就容易堆积脂肪。因为一旦身体过冷，它就会选择更多的脂肪来保温，肚脐下就会长肥肉。如果身体温暖、气血充足，这些肥肉就没有存在的必要，自然就会跑光光。造成女人体寒的原因很多，温暖的食物是提高体温的法宝。

### 1. 冷女孩儿要多吃红肉

很多姐妹节食，只吃青菜水果（而青菜水果性寒凉的居多），怕腹部长脂肪而不敢吃红肉。其实，红肉是女性最理想的食物，尤其是牛肉和羊肉，含有大量的铁质，可以有效避免贫血，阻止赘肉疯长。

### 2. 小心凉性食物增加我们的体重

很多人长肉是因为阴虚，阴不能涵阳，与其损其阳气，不如滋阴更合适。我国南方喝凉茶多的省份如两广，女人生育之后面部长斑的情形更为严重。再想想古代的妓女，为了有效避孕，也会服用寒凉的中药，可见这些药对生殖系统的伤害。

除去在饮食方面注意之外，一些中药也是具有去掉赘肉的功效的，女人可以注意服用一些活血化瘀的中药和食品。这一点要很小心，因为不是每个人都有瘀血，化瘀过甚就会损伤身体，比如造成月经量过多。所以，姐妹们要根据月经量和经血的黏稠度、脸上有没有斑点来判断是否需服用。

活血化瘀的中药有：益母草、桃花、桃仁、红花（每种 3 克），这是按照温和药性从低到高排的，建议吃前两种就可以了。可泡茶服用，取 3 克益母草泡茶服用，或用桃花泡酒。这些茶和酒也都可以用来按摩小肚子，能去掉赘肉。

这几个方法，都可以试一试，相信总有一款是适合你的去小腹的方式。找到它，并且坚持下来，你就不会再因为自己那鼓鼓的小肚子而发愁了。

## 不想腹部突起，就尽量别喝这些

日常生活当中，总是会听到一些美眉在抱怨：“我吃的东西不多，怎么还是大腹便便呢？”

有同样情况的美眉很多，这是因为在无意中摄取了多余的卡路里。

需要控制体重的美眉们，有选择零食的权利，但要控制食欲。很多零食是会让你越吃越胖的，如果日常生活中不注意，到时候可就后悔不及了。

**1. 灌装果汁**

每天喝一罐 500 毫升的果汁，热量 255 卡路里，一年发胖 12 千克。

明明知道蔬菜、水果含有许多丰富的维生素和矿物质，但是懒得吃。既然不吃水果，就用果汁饮料来代替吧，可是用果汁来代替水果并不能摄取足够的矿物质和维生素。这是因为水果在做成饮料的过程中，许多矿物质和维生素都已经流失，而仅剩的维生素 C 也会因为光照的原因而减少。如果仔细看罐装果汁上的标志，就可以发现，大部分的果汁都是浓缩还原，而且还加了许多糖。

**2. 普通可乐**

每天喝一罐 375 毫升的可乐，热量 168 卡路里，一年发胖 8 千克。

可乐是大家最常喝的饮料之一，吃汉堡薯条的时候当然要配可乐；大家一起分享比萨的时候，也是用可乐来搭配。不过，就算不和食物搭配，许多人也养成了一天喝一杯可乐的习惯。这是因为可乐里的咖啡因和特殊配方，容易让人上瘾。虽然现在市面上已经有低卡可乐，还是有许多人不能适应代糖的特殊味道。如果你已经不能一天没有可乐，那么最好多做运动来消耗多余的热量。因为一天一罐可乐，就可以让你在一年后发胖 8 千克。更可怕的是，喝下的可乐不但不会让你有饱足感，可乐的重口味还会让你吃下更多食物。不只是可乐，其他的汽水也是少喝为妙。

如果真的无法放弃可乐，最好选择食用代糖的低卡可乐。

**3. 啤酒**

每天喝一罐 375 毫升的啤酒，热量 147 卡路里，一年发胖 7 千克。

朋友一起聚餐或是在唱歌的时候，啤酒是免不了的助兴品。不过，哪怕一天只喝一罐啤酒，一年之后也会换来 7 千克的体重。这就是为什么啤酒会有“液体面包”的称号。啤酒里面除了热量之外，几乎不含有营养素，除了让你发胖之外，对健康没任何帮助。

如果你想要品尝啤酒的麦香，最好还是浅尝辄止，不要养成每天喝啤酒的习惯，也不要在睡前喝啤酒。因为啤酒有利尿的作用，睡前喝会造成大量的水分聚积在体内，造成夜晚尿频的现象。

在此建议大家使用啤酒入菜。经过加热之后的酒，酒精大部分都蒸发了，不但可以增添菜肴的香味，也可以避免酒精带来的高热量。

## 七种收腹食品助你拥有平坦小腹

“杨柳细腰”作为衡量美女的标准是自古以来就有的，可以说几乎没有哪个女人不希望自己能够拥有一个“小蛮腰”。能够拥有一个平坦而又结实的腹部，相信也是每个爱美女性的心愿，那些身体曲线凹凸有致、腰腹纤小的女人是能够赢得人们的回头率。仔细观察娱乐圈的明星，你就会发现，美好的身材并不会被骨架大小和丰腴程度所限制，只要是线条流畅、弧度圆满，腹部没有多余的赘肉，就称得上是漂亮的。

每当夏天来临的时候，女人们都想要展示出自己性感的一面，可是每当看到自己那凸凸的小腹时，却也真是连自己都会感觉到尴尬，到底应该怎样赶走那多余的几斤肥肉呢?

其实，想要瘦腹部的话，有一系列妙招，其中吃便是一种非常不错的方法。

这里为你精选出了七种能够瘦小腹的食品，我们就从饮食习惯开始，让凸出的小腹在吃的过程中变得平坦起来吧。

### 1. 酸奶

根据研究表明，那些主要通过酸奶来补充钙质的人群往往会拥有更加平坦的小腹。大多数酸奶所含的一些菌类可以促进消化系统的健康，减少腹胀、便秘，让你的小腹看上去更加平坦。

酸奶的每天最佳食用量为 1 ～ 3 杯，饮用时要注意选择低脂或者是脱脂酸奶。选择不加糖的酸奶，再在上面加一些切好的水果来增加风味。

### 2. 杏仁

杏仁是一种非常美味的果仁，其中含有丰富的蛋白质、纤维，除此之外，强力的抗氧化剂——维生素 E 的含量也很高。它所含的矿物质镁，是身体产生能量、塑造肌肉组织和维持血糖的必需品。稳定的血糖能有效防止过度饥饿引起的暴食及肥胖。不过，杏仁最神奇的功能在于它可以阻止身体对热量的吸收。研究发现，杏仁细胞壁的成分可以降低人体对脂肪的吸收。因此，在胃要消化杏仁之前，它已经把自己变“瘦”了。

杏仁每天的最佳食用量为 28 克，坚持食用一段时间之后，相信原本凸凸的小腹便会逐渐开始平坦起来了。

### 3. 大豆

氧化物、纤维以及蛋白质等在大豆中的含量都是很高的。大豆吃法多样，可以作为零食或者用来做菜、煲汤。豆制品的种类也很多，如豆腐和豆浆，都是健康美味又减肥的。美国营养学院期刊的一项研究发现，用豆浆代替牛奶作为正餐饮品的肥胖者能更成功地减肥。

每天食用 25 克大豆，可以收到瘦身的效果，让小腹平坦下来也自然不是什么费力气的事情了。

### 4. 鸡蛋

如果想要找一种蛋白质含量很高的食物，那么一定是非鸡蛋莫属了。鸡蛋很受营养学家的推崇，因为它含有各种重要的氨基酸，而身体正是用这些氨基酸来“生产”从肌肉纤维到大脑化学成分等几乎所有物质。研究发现，早餐吃鸡蛋的人在一整天里会较少感到饥饿。鸡蛋所含的蛋白质和脂肪会让人有过饱的假象。

如果你的胆固醇不高的话，那么每天吃一个鸡蛋是非常合适的，既能够补充营养，又可以减肥收腹。

### 5. 苹果

在很久很久以前，人们便已经发现了苹果的减肥功效。参加这项研究的女性被分为两组，一组每天吃 3 个苹果或者梨子，另一组则用燕麦片来代替水果。3 个月后，第一组女性的体重下降得更多。1 个苹果含 5 克纤维，而且 85% 都是水分，很容易让人吃饱。苹果还含有栎精——一种抗癌的成分，可以降低胆固醇对人体的损害，促进肺部健康。

苹果容易让人产生饱腹感，这样的话摄入的食物自然也就相对少了很多。每天食用 1 ~ 2 个苹果，便完全能够满足减小腹的需要了。

6. 浆果

浆果可以说是减肥者一个非常好的“朋友”，因为在浆果中饱含纤维素。你吃得纤维素越多（每天的摄入量最好是 25 ~ 35 克），从其他食物那里吸收的热量就会越少。因为在胃完全消化食物之前，纤维已经把它们“运”走了。浆果和其他水果的抗氧化物含量也很高，不仅可以预防癌症等慢性疾病，而且能使你的身体最大限度地把运动的结果转化为减肥的成效——通过改进血液流动，让肌肉的动作更有效率。

由于浆果的热量较低，所以你可以尽情地吃大量的浆果，这样可以阻挡人体对热量的吸收，美美的小腹自然就吃出来了。

7. 绿叶蔬菜

通常情况下，一盘菠菜含有的热量仅有 40 卡路里，而一盘含有 55 卡热量的椰菜便可以满足你每天 20% 的纤维素需求，所以说蔬菜的减肥作用是毋庸置疑的。绿叶蔬菜也富含钙质，有助于肌肉协调，为运动提供能量。

在我们每天的三餐当中，都要保证有蔬菜才行，做汤、早餐面包，甚至面都可以加上水煮的蔬菜，坚持一段时间之后，身段自然窈窕起来，腹部自然也就平坦多了。

相信有了这些方法之后，你不再为了没有漂亮的腹部线条而发愁了，要相信，世上没有丑女人，只有懒女人，所以，按照这些方法，赶快行动起来吧。

## 这样吃，滋阴养肾又紧肤

青春是无限美好的，所以我们极力想留住青春而拒绝衰老。市面上抗衰老的面霜都价格不菲，很多姐妹都寄情于此，希望这些外用的保养品能帮助自己抹平岁月的痕迹，效果却往往不尽人意。其实，补阴就是最有效的抗衰老面霜。阴虚，皮肤就容易长皱纹，原因在内部，功课却都做在了外面，就像隔靴搔痒，结果当然会令人失望。

其实，皮肤之所以会出现松弛的状况，全是因为阴虚造成的，如果想要皮肤保持在一个紧绷的状态，首先要做的便是滋阴补肾。

《黄帝内经》中说："春夏养阳，秋冬养阴"，秋冬季节，天气寒冷，保暖为第一位，为什么还要养阴呢？这是因为秋冬时节气候转冷而渐寒，自然界寒冷了，也会影响人体，人感到寒冷时，一则人体的自身调节机制会利用自身机能大量调动阳气，来调高自身温度抵御严寒以适应外界环境的变化；二则秋冬季节阳气入里收藏，中焦脾胃烦热，阴液易损，所以，在冬季的时候，女性更应该注意养阴。

豆浆是一种非常滋补女人的饮品，可以买个豆浆机，自己在家做纯正的豆浆。黑芝麻也是建议吃的，黑芝麻含有丰富的维生素E，可以抗衰老、抗氧化，还能够滋润身体内脏，对肝脏、肾脏、脾胃和肺都有好处，能够起到滋润肠道的作用，还不会便秘，使得皮肤滋润、柔嫩、光滑。

同时，中医还认为：肾主藏精。肾精充盈，肾气旺盛时，五脏功能运行正常。而气血旺盛，则容颜不衰。当肾气虚衰时，人就会表现出容颜黑暗、鬓发斑白、齿摇发落等未老先衰的症状。肾阳虚体质者更会导致身体机能的退化，在皮肤方面则表现为肌肤呈现老化的状态。所以，要想让衰老来得慢些，首先就要把肾养好。

说到补肾，就不能不提饮食疗法。饮食补肾是一种既方便又有效、安全的方法。《黄帝内经》中说：肾为先天之本，而“黑色入肾”，所以我们可以通过多食用一些黑色食品以达到补充营养、强身健体、补脑益精、防老抗衰的作用。那么，什么是“黑色食品”呢？在国外，“黑色食品”主要指两个方面：一是具有黑颜色的食品；二是粗纤维含量较高的食品。常见的黑色食品有黑芝麻、黑豆、黑米、黑荞麦、黑枣、黑葡萄、黑松子、黑香菇、黑木耳、海带、乌鸡、甲鱼等。这些食物当中含有丰富的维生素以及胶原蛋白，经常食用这些食物，能够紧肤美容，抗皱防衰。

## 造就完美发质的营养食谱

想要通过补充营养素的方式来改善头发质量的话，便可以多关注一下日常生活中具有美发功效的食物。

1. 果类：杏子、芒果、柠檬、桃、红果、黑枣等。

2. 干果类：杏干、芒果干、葡萄干、柿饼、蜜枣、葵花子、核桃仁、芝麻、花生米、干桑葚、枸杞子等。

3. 谷豆类：大麦米、玉米、黄豆、黑豆、红小豆、扁豆、豇豆等。

4. 肉类：猪肝、羊肝、牛肝、兔肝、乌鸡肉、鸭肉、鹅肉等。

5. 乳蛋类：鸡蛋、鸭蛋、鸡蛋黄、鸡蛋粉、奶粉、黄油等。

6. 菜类：胡萝卜、苋菜、油菜、菠菜、香菜、芹菜叶、油菜、荠菜等。

7. 水产类：田螺、牡蛎、河蟹、螺狮、淡菜等水产。

8. 调料类：芝麻油、麻酱、黄酱、豆豉等。

将这些原料加工成美食食用，不仅具有美发功效，同时还能够令自己一饱口福，在轻松享受美食的同时还可以完成美发这个任务，想必没有人不愿意去尝试。接下来要告诉你的这些很实用的美发食谱，便能够让你的头发永远保持 25 岁的光泽和亮丽。

**1. 核桃粥**

原料：核桃仁 50 克，粳米 100 克。

制法：取核桃仁 50 克，去皮、研碎，和粳米 100 克一同入锅煮成粥，每日早晚服食。

功效：核桃当中含有脂肪、蛋白质、糖类、钙、磷、铁、胡萝卜素、核黄素（维生素 $B_2$）、维生素 $B_6$、维生素 E 等营养物质，具有乌须黑发的作用。

**2. 芝麻糊**

原料：芝麻、白糖适量。

制法：将芝麻炒香，然后再加入白糖共同捣碎、装瓶，每次取适量用开水冲食即可。

功效：黑芝麻中含有大量的脂肪和蛋白质，还有糖类、维生素A、维生素E、卵磷脂、钙、铁、铬等营养成分，能够补肝肾、乌须发。

**3. 牛骨汤**

原料：牛骨头1000克，清水适量。

制法：先将牛骨头砸碎，然后再加入1500毫升清水，用武火将其煮开，煮开之后再改用文火煮1 ~ 2个小时，之后过滤取汤喝。或者是等汤冷却之后将其置于容器当中进行沉淀，沉淀好后取最底层的黏性物质，每天佐食，或是将其涂在面包上食用。

功效：牛骨汤中富含肌氨酸、蛋白质、各种维生素、钾、镁等营养元素，经常饮用可以收到强身健发等功效。

懂得了美丽秀发是可以“吃”出来的之后，是不是你已经蠢蠢欲动了，那就行动吧，让我们一起将飘飘长发“吃”出来。

## 盐吃多了容易长皱纹

作为日常生活当中不可或缺的调味品，盐真的是一把“双刃剑”，虽然我们的身体无法离开它，但是如果食用不当的话也会为我们带来很多的伤害，尤其对于女性来说。平日里口味比较重的女性，不管是自己下厨房还是在外面点餐，都喜欢吃含盐较多、口味比较重的菜，殊不知，长此以往，很容易导致皱纹的增多。

在法国，有一句俗语说："美女生在山上，不生在海边。"意思是说，住在海边的女性平时摄入的盐较多，所以皮肤很容易长出皱纹。

那么，为什么多吃盐会容易导致皱纹的出现呢？

对于这个问题，专家的解释是，在人体的血液和体液当中，食盐是以钠离子和氯离子的形式存在的，它们在保持人体渗透压、酸碱平衡和水分平衡方面都起着非常重要的作用。如果吃盐过多的话，人体内的钠离子随之增加，就会导致面部细胞失水，从而造成皮肤的老化，时间长了，皱纹自然就会增多。

有一份调查显示，法国人的饮食普遍偏咸，其中以他们最常吃的法式面包含盐量最高，有的能达到25%～30%。其次，在熏肉、腊肉制品以及奶酪当中，含盐量也是相当高的。而且，法国人还有爱用盐水煮饭的习惯，这也大大增加了日常盐分的摄入量。

对此，医学专家们提醒大家，人体摄入太多盐的话不仅会造成高血压，还会直接影响到人的容貌。要想皮肤好的话，比较科学的方法便是多喝水，以帮助皮肤排毒，另外还要注意，每天盐分的摄入量不要超过6克。其实，经常吃清淡的食物不仅可以帮助你保持身材，也能预防高血压。所以，美眉们一定要注意了，食盐不要吃得太多。否则的话，不仅是健康的问题，你还会老得很快的。

日常生活当中，一定要想办法将自己摄入食盐的量控制下来。可以使用计算食盐摄入量的方法，将购买食盐的日子和食盐的重量都记录下来。待购买的食盐用完后算一算上述食盐使用了多长时间，再算一算平均每天有几个人用餐，就可算出平均每人每天的食盐用量。如果食盐摄入量过多的话，则应该适当加以限制。

饮食上还要注意以下几个方面。

1. 有意识地培养清淡口味。

2. 平日煮菜时最好使用新鲜的材料，避免食用罐头和腌制的食物，如咸鱼、腊味、腌菜等。

3. 配料亦要以天然为主，如多采用蒜茸、姜、葱等，少用盐、豉油和鸡粉。

4. 某些种类的酱油、味精、咸菜和香肠、熏肠制品等加工食品都是高盐食物，也应该少吃。

5. 少喝各种菜汤。

如果不小心皱纹已经出现了的话，也不用害怕，还有美丽女人祛皱食谱帮你的忙。

**1. 富含核酸的食物**

核酸能够延缓衰老，同时还具有健肤美容的功效。经科学验证，女性每天服用核酸约 800 毫克、维生素 2 克，4 周后脸部皱纹大部分会消失，粗糙皮肤会变得光滑细腻，老年斑也会逐渐减少。含核酸丰富的食物有鱼、虾、动物肝脏、酵母、蘑菇、木耳、花粉等。

**2. 酸奶和肉皮**

酸奶当中所含有的酸性物质，有助于软化皮肤当中的黏性物质，可以将死细胞去掉，还可以消除皱纹。多吃肉皮能使功能低下的组织细胞得到改善，同时人体可利用肉皮中的营养物质，充分合成胶原蛋白，然后通过体内与胶原蛋白结合的水，减少皱纹使皮肤保持光滑。

此外，鸡骨、啤酒、茶叶等食品也可帮助祛除皱纹。食用鲜花也已经成为一种新的饮食潮流，常食鲜花可调节神经，促进新陈代谢，提高机体免疫力，起到美容抗老的作用。

## 第七章

# 盘点和吃相关的 N 个提醒

爱自己和家人，就要时刻关注每个人的饮食。别只在孕育新生命的时刻，别只在家人出现糖尿病、高血压之类的慢性病之后，才开始关注健康饮食的话题。因为这时已经晚了。让家人长久健康，根本之计是注重预防，让疾病主动远离我们。

# 清淡并非只吃水果蔬菜

目前，随着人们健康意识的增强，清淡饮食越来越被广泛认可。然而，关于如何清淡饮食，却有很多错误的认识。有些人认为，“清淡饮食”就是缺油少盐的饮食；还有些人认为，所谓清淡，就是最好别吃肉，只吃蔬菜和水果。于是，人们开始刻意追求这样的“清淡饮食”：放弃所有动物性食品，放弃油脂，放弃盐和酱油、咸菜等，每天用蔬菜和水果代替所有的食品，直到精神不振、全身无力，影响了正常的工作和学习。

营养学家指出，如果每天只吃水果和蔬菜，食物中所含的铁、维生素 $B_{12}$、蛋白质、脂肪等营养成分，不能满足机体新陈代谢的需要，会对人体造成不同程度的伤害。

1. 缺乏维生素 $B_{12}$。它是人体红细胞核酸和核蛋白合成代谢过程所必需的物质，因其有促进红细胞成熟和血红蛋白合成的作用，缺乏它就会发生恶性贫血；另外，它也是正常脂肪酸合成的辅酶，缺少它会引起神经胶质不正常，脂肪酸合成减少，从而引起骨髓髓质完整性受损，胆胺、磷脂及鞘磷脂减少，导致出现类似脑蛋白质营养不良的神经症状。

2. 蛋白质的质量比较低。蛋白质是生命的基础，是人体一切细胞的主要成分。而蛋白质的摄入主要从食物中来。现在营养学家告诉我们，动物蛋白食物内含有的人体必需氨基酸比较丰富、全面，容易为人体吸收合成为人体蛋白质，这是植物蛋白食物远远不及的。长期素食者，其机体得不到充分的动物蛋白质，会使体内营养素比例发生紊乱，蛋白质入不敷出，会造成人体消瘦、贫血、消化不良、精神不振、记忆力下降等症状。

3. 热量低。长期素食者由于蛋白质与脂肪不足，容易引发营养不良。

4. 微量元素缺乏。人体必需的元素如锌、钙、铁等主要来自荤食。素食中锌、钙、铁含量少，且含有较多的植酸和草酸，会阻碍锌、钙和铁等元素的吸收。人体如果缺铁容易形成贫血，缺钙不利于骨骼健康，缺锌影响免疫功能和性欲等。

清淡饮食的确对健康有益，但营养医生所说的清淡饮食是有条件的：食物应该多样化，主食以谷类为主；多吃蔬菜水果；经常吃奶类、豆类和适量的鱼、禽、蛋、瘦肉。只有这样，才能保证饮食中的蛋白质、脂肪等营养素满足人体基本的需要。在这个基础之上，再提倡清淡少盐，对脂肪和食盐的摄入量加以控制，才能真正地促进健康。如果没有这个前提，“清淡”就失去了意义。

## 清淡是口味的清淡

在很多健康书中，都主张清淡饮食益于健康。那么，怎么才算是清淡饮食呢？实际上，所谓的清淡，在传统养生学看来，就是口味的清淡。提到口味，无非是“酸甜苦辣咸”五味，而口味清淡自然就是对五味的控制了。

中医自古就有五味过度易伤身的说法，而营养学则从现代医学的角度阐述了五味过度对身体的伤害。

**1. 酸味**

如乌梅、山楂、山英肉、石榴等，有敛汗、止汗、止泻、涩精、收缩小便等作用。但“多食酸，则肉胝皱而唇揭”。酸的食物吃多了，就会抑制血的生发，嘴唇也会变厚，嘴上更会老起皮。

现代营养学认为，醋是一种对身体有益的食物，适当吃醋能够起到保护肝脏的作用，而且醋可以杀菌。但是醋吃多了却会伤牙，也会刺激胃，妨碍身体对钙质的吸收。

**2. 甜味（甘味）**

如红糖、桂圆肉、蜂蜜、米面食品等，有补益和缓解痉挛等作用。但“多食甘，则骨痛而发落”。甘类的东西是缓的、散的。肾是主收敛的，头发跟收敛的气息有关。头发是否滋润跟血有关，头发黑不黑、长得好不好与骨头有关。甜的东西吃多了，会造成头发脱落，因为收敛的气息减弱了。

营养学认为，糖是维持身体生存的基本能源，如果没有糖，我们就无法活下去。可是，糖吃多了不但对我们的牙齿有害，还会发生吐酸水、烧心等情况，这是脾胃受到伤害的结果。

### 3. 苦味

如橘皮、苦杏仁、苦瓜、百合等，具有清热泻火、燥湿、降气、解毒等作用。但“多食苦，则皮槁而毛拔”。肺主皮毛，苦的东西吃多了，由于苦主降，肺气不容易宣发，肺气调不上来，皮肤不能得到滋润，就会出现干枯萎缩之象。

现代营养学家认为，苦味食品可以促进胃酸的分泌，增加胃酸浓度，从而增加食欲。但是，苦味食物之所以苦是因为其含有苦味的化学成分。有些化学成分对人体健康有益，但也有的苦味化学成分含有毒素，食苦过多，会引起胃部不适、恶心、呕吐或泄泻等副作用。

### 4. 辣味（辛味）

如姜、葱、蒜、辣椒、胡椒等，有发散、行气、活血等作用。但“多食辛，则筋急而爪枯”，辛的东西吃多了，会导致筋的弹性降低，血到不了指甲，就会易脆、易裂，也会影响血液输送。因此，经常有头晕目眩、面色无华、视物模糊等肝虚症状者，应少吃辣。

营养学认为，少量辣椒能够刺激味觉，促进食欲，还能祛除寒气和湿气。我国很多地区，如湖南、四川、湖北、安徽这些气候潮湿地区的人，就是依靠辣椒来祛除身体当中的湿气。但是辣椒吃多了会让人上火，容易发怒。

### 5. 咸味

如盐、海带、紫菜、海胆等，有泻下、软坚、散结和补益阴血等作用。但“多食咸，则脉凝泣而变色”。脉指血，咸的食物吃多了，不仅会抑制血的生发，还会使血脉慢慢凝聚，面色变黑。

营养学认为，如果我们吃不到足够的盐，嘴里就会没味道，失去食欲，严重缺盐会导致全身无力，非常疲惫，头发也会有变白的情况；但是吃得太咸，会使心脏和肾脏的负担加大，有可能患上高血压等多种疾病。

由此可见，饮食一定要清淡，在选择食物时，酸甜苦辣咸，样样都要吃，样样不多吃。各种味道的食物为我们的味觉带来各种美妙的感觉，但不要偏食某一种，任何一种吃得多了，对身体都不健康。

## 清淡饮食不是不吃盐

在我们的汉语词汇当中淡与咸相对，一提到清淡饮食自然而然地就会想到盐。于是，有人就抱持“矫枉必先过正”的念头，认定既然清淡有益于健康，那么不吃盐应该是最健康的了。

诚然，食盐过量肯定会给健康带来不利的影响。现代科学证明，吃盐过多，特别容易造成心血管疾病，尤其容易得高血压。美国学者经过长期研究发现，日本北部的居民口味重，每人每天吃盐达 26 克，其高血压得病率达 40%，而爱斯基摩人每人一天只吃 4 克盐，那里就基本没有高血压病。

然而，盐却是人类必不可少的食材，人体缺盐同样会造成伤害。江苏启东地方有俗语“三天不吃盐基汤，脚下水汪汪”，盐基就是一种咸菜汤，不吃走起路来脚下便没有力气。食盐，即氯化钠，它是维持人体生理机能不可缺少的物质成分之一。一个正常人的体内，大约需要保持 100 克左右的钠。人通过出汗、排尿，会不断排泄掉一定量的钠，因此，人体每天还必须补充定量的盐。一旦补充不足，人体含钠量下降，就会引起失水、晕厥、虚脱，甚至昏迷不醒等系列症状。因此，清淡饮食不是不吃盐，而是要适量吃盐。

其实，除了食用之外，盐的用途还有很多。小小盐巴利用得当就能让身体健健康康，现在告诉你盐巴的妙用。

1. 吸烟不易成瘾。吸烟前先在舌尖上舔少量盐，吸烟不易成瘾；如果有烟瘾者，舔盐后再吸可渐渐减少烟量，有助戒烟。

2. 漱口水。取 1/2 茶匙的盐泡 240 毫升的温水，可当喉咙的漱口药水。

3. 清洁牙齿。将 1∶2 的盐和苏打粉混合后用来刷牙，可去除牙垢，洁白牙齿。

4. 保护玉手。做家务或洗碗碟而致双手泛红且皱纹满布，可取精盐 3 茶匙溶入一盆温水中，浸泡双手约 5 分钟，有助玉手恢复细白柔润。

5. 消除脚部疲劳。将脚泡在温盐水中数分钟，再用冷水冲净即可。

6. 减少蜇痛。如遭蜂蜇，将蜇处弄湿并粘盐，再用冷水冲净即可。

7. 治蚊虫咬伤。被蚊子、跳蚤等虫子咬伤，患部先浸泡盐水，再敷上加有盐的猪油。

8. 消除眼部肿胀。拿一茶匙盐加入 600 毫升温热水中，待其完全溶解后，取块棉花浸泡一会儿，再取出敷在眼部肿胀处，可消肿。

9. 消除疲累。浴缸内的热水中加入几把盐，再进入浸泡至少 10 分钟，可消除身体疲累。

10. 抗湿疹。在浴缸里适度撒盐浸泡全身，或直接拿盐揉搓身体，大约 1 ~ 2 周斑点即会逐渐消失。

11. 消除香港脚。每天晚上沐浴后，可拿一把沐浴盐在患处加以揉搓，初期症状一周可愈，严重者若持之以恒亦可见效。

12. 消除肩痛。将炒过的盐用铝箔纸包起，贴在肩上可消除疼痛。

13. 减轻腹痛。将 2 杯炒过的盐放入厚纸袋或用毛巾包裹好，置于下腹，经过 20 ~ 30 分钟，疼痛就会消失。

14. 去除老化的皮肤。洗完澡后身体仍湿润时，用适量的盐在老化的皮肤上摩擦，可除去已死的角质皮肤，有助血液循环。

15. 保护秀发并使毛发再生。用盐洗头可使细而缺乏弹性的头发变粗且有光泽，用沐浴盐在头上搓揉，会刺激头皮促进毛发生长。

# 最营养的“一至七”饮食模式

健康饮食自然是没有一定之规，需要根据每个人的体质来进行搭配。不过，有专家根据营养学原理，制定了一个适用于中国人的“一至七”饮食模式，这里介绍给大家。

**一个水果**

最好每天吃一个富含维生素的新鲜水果，如苹果，常年坚持会收到明显的美肤效果。

**二盘蔬菜**

一个人每天应进食两盘蔬菜，而且品种尽量多一些，不要总吃一种蔬菜。这两盘蔬菜中，还必须有一盘是时令新鲜的、深绿颜色的。最好食用凉拌芹菜、萝卜、嫩莴笋叶等，以免于加热烹调对维生素的破坏。每人每天蔬菜的实际摄入量应保持在400克左右。

**三勺素油**

每人每天的用油限量为3勺，而且最好食用植物油，这种不饱和脂肪对光洁皮肤、塑造苗条体形、维护心血管健康大有裨益。

**四碗粗饭**

现代人喜欢吃精加工的主食，这其实于健康不利。每天4碗杂粮粗饭能壮体养颜美身段。

**五种蛋白质食物**

营养专家建议，每人每天吃任何动物的肉（最好是瘦肉）50克，任何种类的鱼50克（除骨净重）；豆腐或豆制品200克；蛋1个；

牛奶或奶粉冲剂 1 杯。

**六种少量调味品**

每天的饮食烹饪作料、酸甜苦辣咸等主要调味品都不可缺少，它们分别具有使菜肴增加美味，提高食欲，减少油腻，解毒杀菌，舒筋活血，保护维生素 C，减少水溶性维生素的损失，维持体内渗透压和血液酸碱平衡，保持神经和肌肉对外界刺激的迅速反应能力，以及调节生理和美容健身等不同功能。

**七杯开水、茶水和汤水**

营养专家建议，每天喝水不少于 7 杯 ，以补充体液、促进代谢、增进健康。也可用其他饮品代替，但要尽量少喝加糖或带有色素的饮料。

这套“一至七”饮食模式在清淡饮食的基础上，做到了营养的均衡搭配，感兴趣的朋友不妨一试。

## 素食者最需警惕的五大误区

素食者是清淡饮食观念的忠实拥护者，但目前有些素食者由于营养理论的缺失，经常陷入一些饮食误区，我们总结了五点，希望能够引起大家的注意。

**误区一：油脂、糖、盐过量**

由于素食较为清淡，有些人会添加大量的油脂、糖、盐和其他调味品来烹调。殊不知，这些做法会带来过多的能量，精制糖和动物脂肪一样容易升高血脂，并诱发脂肪肝，而钠盐会升高血压。很多人还忽视了一个重要的事实：植物油和动物油含有同样多的能量，食用过多一样可引起肥胖。

**误区二：吃过多水果并未相应减少主食**

很多素食爱好者除每天三餐之外，还要吃不少水果，但依然没有给他们带来苗条。这是因为水果中含有8%以上的糖分，能量不可忽视。如果吃半斤以上的水果，就应当相应减少正餐或主食的数量，以达到一天当中的能量平衡。除了水果之外，每日额外饮奶或喝酸奶的时候，也要注意同样的问题。

**误区三：蔬菜生吃才有健康价值**

一些素食者热衷于以凉拌或沙拉的形式生吃蔬菜，认为这样才能充分发挥其营养价值。实际上，蔬菜中的很多营养成分需要添加油脂才能很好地吸收，如维生素K、胡萝卜素、番茄红素都属于烹调后更易吸收的营养物质。同时还要注意，沙拉酱的脂肪含量高达60%以上，用它进行凉拌，并不比放油脂烹调热量更低。

**误区四：只认几种“减肥蔬菜”**

蔬菜不仅要为素食者供应维生素C和胡萝卜素，还要在铁、钙、叶酸、维生素$B_2$等方面有所贡献。所以，应尽量选择绿叶蔬菜，如芥蓝、绿菜花、苋菜、菠菜、小油菜、茼蒿菜等。为了增加蛋白质的供应，菇类蔬菜和鲜豆类蔬菜都是上佳选择，如各种蘑菇、毛豆、鲜豌豆等。如果只喜欢黄瓜、番茄、冬瓜、苦瓜等少数几种所谓的“减肥蔬菜”，就很难获得足够的营养物质。

**误区五：该补充复合营养素时没有补**

在一些发达国家，食物中普遍进行了营养强化，专门为素食者配置的营养食品品种繁多，素食者罹患微量营养素缺乏的风险较小。然而在我国，食品工业为素食者考虑很少，营养强化不普遍，因此素食者最好适量补充复合营养素，特别是含铁、锌、维生素 $B_{12}$ 和维生素 D 的配方，以预防可能发生的营养缺乏问题。

## “粗茶淡饭”，你吃对了吗

事实上，清淡饮食并非现代人的发明。早在几千年前，传统中医养生学就主张“粗茶淡饭延年益寿”，提倡饮食清淡，多食素，少食肥甘厚味。不过，现代人对这一观点却有所误解，认为粗茶淡饭就是吃素，就是每天馒头咸菜，这样的饮食使身体得不到充足的营养，自然不利于养生。目前，有一些营养专家对这一观点进行了深入研究，给出了科学合理的解读，回归古人的本意。

“粗茶”是指较粗老的茶叶，和新茶相对。粗茶中的茶多酚、茶丹宁等物质，对身体很有益处。茶多酚是一种天然抗氧化剂，能阻制自由基在人体内造成伤害，有抗衰老作用，还能阻止香肠、火腿中亚硝胺等致癌物对身体的侵害；茶丹宁则能降低血脂，防止血管硬化，保持血流畅通，维护心脑血管的正常功能；茶多糖能缓解和减轻糖尿病症状，有降低血脂、血压等作用。所以，从健康角度看，粗茶的营养价值比新鲜茶叶更高。

“淡饭”是指富含充足蛋白质的天然食物，是相对于精致加工的食物而言的，既包含丰富的谷类食物和蔬菜，也包括脂肪含量低的鸡肉、鸭肉、鱼肉、牛肉等。蔬菜中含有人体需要的纤维素、维生素、矿物质等，能防止便秘和消化道疾病，帮助吸收蛋白质、脂肪和糖类，促使体内排出多余胆固醇，防止高血脂，保护心脑血管的正常功能。蛋白质则是构成一切细胞和组织的重要成分，是生命中的重要能量。

“淡饭”还有另外一层含义，就是饮食不能太咸。饮食过咸容易引发骨质疏松，甚至导致骨折，还使人易患高血压，长时间可导致中风和心脏病。

由此可见，粗茶淡饭养生是以蔬菜等植物性食物为主，注意粮豆混食、米面混食，适当辅以包括肉类在内的各种动物性食品，并常喝粗茶，这样既能为身体提供充足的营养，又不至于增加肠胃的负担，对养生有益无害。

# 别轻视肥肉中的营养

长期以来，许多人总把吃肥肉与得高血压、冠心病、肥胖症等联系在一起，好像吃肥肉就是人们得这些疾病的罪魁祸首，以至于有些老年高脂血症患者连稍肥一点的肉都不吃，其实，这是对肥肉的一种误解。健康专家经科学研究发现，只要烹调得法，肥肉是一种长寿食品，同时也是防癌的食品，无论男女老少，适当吃些肥肉对身体均有益处。

营养学认为，动物脂肪中含有一种能延长寿命的物质——脂蛋白，这种物质非但不会促进血管硬化，反而可以预防高血压等血管疾病。缺少这类营养素可能导致贫血、癌症与营养不良等疾病。另外，肥肉里含有丰富的脂肪，脂肪不仅可以帮助人体储存热能，还可以保护脏器，构成细胞，补充蛋白质，提供人体必需的脂肪酸；如果身体缺乏脂肪，就会出现体力不足、身体免疫功能下降等不良症状。因此，我们在平时需要适量进食一些肥肉，保持脂肪在体内的进出平衡，既不可积累过多，也不应入不敷出。只有在摄入过多或人体代谢紊乱时，肥肉才是导致动脉硬化的“危险因素”。

当然，把肥肉做得既营养又不危害健康，还是需要一些技巧的。

首先，肥肉的选择。肥肉一般说的是猪肥肉，比如五花肉（猪腹部）、肘子肉（猪后腿）上的一些部分。我们在市场上买猪肉时，一定要挑颜色明亮且呈鲜红色，摸起来感觉肉质紧密，表面微干或略显湿润且不黏手，按一下后的凹印可迅速恢复，闻起来没有腥臭味的猪肉。

其次，在做法上，可以把肥猪肉做成各种菜式，比如汆白肉、酸菜白肉、炖五花肉、红烧肉、蒜泥白肉等。在炖这类稍肥的猪肉时，最好使用密封的高压锅，炖起来可以更熟、更烂。

最后，也是最重要的一点，要把握炖肉的时间与火候。研究发现，随着肥肉炖的时间的增长，猪肉中的饱和脂肪酸含量大幅度下降，炖了 2 个小时以上的肥肉饱和脂肪酸含量可下降 46.5%，达到最低点。而单不饱和脂肪酸和多不饱和脂肪酸随烹饪时间的增长而不断增加，在 2 个小时时，达到最高值。这样，相当于让肥肉中对人体不利的因素（饱和脂肪酸和胆固醇）转化为对人体有力的因素（单、多不饱和脂肪酸），同时，炖烂的肥肉保留了猪肉原本的营养成分（丰富的维生素 $B_1$、蛋白质和必需的脂肪酸），而且胶质部分更容易被人体消化吸收。因此一般人都可以食用。

## 榨汁让维生素 C 大量流失

科学技术不断发展，我们的生活也在不断改变，而饮食就是其中很重要的一部分。近年来，随着榨汁机的普及，自制蔬果汁似乎成了一种时尚。对于这一现象，营养学界有两种观点，一种观点认为，与直接食用相比，蔬果榨汁会让营养成分大量流失，不值得提倡；而另一种观点则认为，蔬果榨汁与其他传统烹饪方法相比，不仅能更好地留住营养，而且便于营养的吸收。究竟哪种观点是正确的呢?

研究发现，蔬果榨汁确实会导致营养流失，并且主要是损失维生素和抗氧化成分，即使是榨完之后立即喝也是如此。这是因为,水果蔬菜的细胞当中,都有复杂的超微结构。就好比一个单位,会有很多房间，各个房间各司其职，所放的东西也不一样，不能混在一起。比如说，维生素 C 一定不能和各种氧化酶相遇，否则就会互相作用。可是,在打汁时,高速旋转的刀片把细胞全部破坏,其中的所有东西都混在了一起。如此，维生素 C 遇到了多种氧化酶就会损失惨重。梨、黄瓜、西瓜、胡萝卜榨汁后，维生素 C 含量会流失 23% ~ 93%。

而且，为了饮用方便，有的家庭一次会多榨一点，喝不完的放冰箱慢慢喝，实际上这也会让营养大量流失。有人专门做了一个实验：取两份现榨西瓜汁，一份放入冰箱冷藏（4℃），另一份放在常温下（27℃）保存。3 小时后，实验人员对这两份西瓜汁的维生素 C 含量进行了测量。结果发现，与刚榨出来时相比，常温果汁维生素 C 含量下降了 27%，冷藏果汁维生素 C 含量下降了 21%。这表明，放入冰箱虽能延缓西瓜汁维生素 C 的流失，但保鲜效果不明显。

因此，单纯从补维生素C的角度来说，蔬果榨汁确实不是一个好的选择。但需要指出的是，蔬果榨汁后还是可以得到不少矿物质，尤其是蔬菜，相比其他的烹饪方法，其营养保留得更全面。

营养专家建议大家，适量喝果汁还是可以的，尤其是在宴会上、旅游中、病榻上，饮用鲜榨蔬果汁可能更方便一些。

## 不健康的饮食习惯1：暴饮暴食

一般人都知道，暴饮暴食对身体有百害而无一利，但大多数人只停留在认识的层面，究竟什么情况属于暴饮暴食，为什么暴饮暴食会伤害我们的身体，怎样才能避免暴饮暴食的伤害，想必很多人都不太清楚。正如所有人都知道吸烟严重危害健康，成功戒烟的人却少之又少，暴饮暴食这个坏习惯改起来也非常不容易。

暴饮暴食，专业一点讲是指在短时间内进食大量食物，超过胃肠功能的负荷。在现实生活中，这个标准是难以衡量的，于是有人又将日常饮食分为四个阶段：半饱、吃饱、吃撑、撑得难受，其中“吃撑”便已经到了暴饮暴食的临界点，等到“撑得难受”的时候，就已经是暴饮暴食这种坏习惯在伤害我们的身体了。

暴饮暴食现象通常在节假日的时候比较多见，亲朋好友欢聚一堂，其乐融融，桌上又都是美味佳肴，大家一边聊天一边吃饭，不自觉地就会吃下去很多东西，当时并不觉得怎样，但是吃完一会儿就会觉得很难受。当然，也有一些人应酬比较多，暴饮暴食是经常性的，这样的人大多身材臃肿，各种慢性病缠身。

那么，暴饮暴食究竟会对身体造成哪些伤害呢？具体来说，有以下几点。

1. 造成酸性体质。暴食会吃进过量的高脂肪、高蛋白、高糖分即“三高”食物，这些都是酸性食物，使人的血液和体液偏向于酸性，身体免疫力会下降。

2. 加快衰老。过量饮食后，大量血液集中胃肠系统时间过长，使大脑等重要器官缺血而不能正常代谢，患老年痴呆的时间会提前。

3. 蛋白过剩中毒。过量进食动物蛋白会引起“蛋白过剩综合征”，造成蛋白质中毒，影响食物的消化吸收，身体消瘦乏力，抗病能力下降，严重时可导致死亡。

4. 肥胖多病心烦。暴食“三高”食物使营养过剩，极容易患上肥胖症。同时，暴饮暴食之后，胃的体积增大，腹腔压力增高，膈肌上升，胸腔负压下降，心脏回流的血液减少，从而致使心肌缺血、缺氧加重，而心肌缺血、缺氧，又易发生心律失常，心律失常又会使心肌缺血、缺氧加重，形成恶性循环，并最终诱发诸如糖尿病、高血压病、心脏病等多种疾病。

暴饮暴食危害如此之大，我们应该如何根除这个坏习惯呢？

1. 定时进餐，并且最好在肚子尚饱的时候吃东西，不要等很饿了再进食。

2. 对美味佳肴应该以品尝为主，一次不宜吃得过多、过饱。

3. 在烹调菜肴时，最好不加或少加味精，多吃富含纤维素、维生素的新鲜蔬菜、水果，以促进胃肠蠕动。

4. 暴饮暴食很多时候属于情绪性饮食，因此一定不要用食物来使自己平静。吃东西并不是唯一的方法，有一些小的动作，也能让你感到轻松和舒服，比如擦亮自己的指甲、读几行小诗等。只要每天计划性地做一两件事，就可以缓解由压力导致的暴饮暴食了。

## 不健康的饮食习惯 2：“口重”

在我国的饮食文化中，食盐一直占据着非常重要的地位，如“咸则鲜”“好厨师一把盐”“菜咸好下饭”等观念在老百姓心中可谓根深蒂固。诚然，盐是一种不可或缺的调味品，它的主要成分是钠，人体缺钠则会感到头晕、乏力，出现食欲不振、心率加快、脉搏细弱、肌肉痉挛、头痛等症状，长期缺钠易患心脏病，并可以导致低钠综合征；但是，过犹不及，食盐太多，也就是我们平常所说的“口重”，对人体危害也非常大。

世界卫生组织推荐，正常成人每日每人摄入食盐应小于 6 克，超过这个量就属于“口重”。在临床上，“口重”对健康最大的影响就是诱发高血压，这种现象在中老年人群中体现得最为明显。人到中年以后，味觉开始下降，口味吃得重一点才觉得香。殊不知，高血压正在无形中滋生。研究发现，人体过多摄入氯化钠后，钠离子会使细胞储存过多水分而不能及时排出体外，造成血容量大幅增加，使血液对外周血管的压力加大，血压升高。此外，氯化钠摄入过多，还会使机体发生一系列复杂的生理生化改变，造成血管收缩、痉挛，这也会直接导致血压升高。临床上常用的利尿剂就是通过增加体内钠的排除而发挥降压作用的。一般来说，人均摄盐量高的地区，高血压的发病率高；人均摄盐量低的地区，相对发病率低。

长期摄入大量食盐，除诱发高血压之外，还能导致骨质疏松。因为肾脏每天会将过多的钠随尿液排到体外，每排泄 1000 毫克的钠，同时损耗大约 26 毫克的钙。所以人体需要排掉的钠越多，钙的消耗也就越大，最终必然会影响骨骼的正常生长。

专家还提醒大家，少吃盐，不仅平时做菜用盐量要减少一半，还应该少吃含盐的腌制品，如咸菜、咸肉、酱菜等。饮食尽量清淡，少吃含盐量高的加工食品，少饮含盐量高的饮料；可多吃水果来补充钾含量。

针对目前国内人们食盐过量的现状，营养学家提出了一种无盐餐的方案，该方案认为没有食盐的食物有利于平衡细胞内外渗透的压力，从而释放了部分对细胞不利的因素，建议那些摄取大量食盐的人，应当定期吃一些清淡或者没有食盐的食物。尤其是那些经常在外就餐的人，平时并没有办法控制食物中盐的含量，因此建议每周吃一次无盐餐，让肠胃和血管得到充分净化。当然，无盐餐也不能吃得太频繁，一周最多两次，因为盐摄入得太少同样会破坏体内的离子平衡，对身体不利。

## 不健康的饮食习惯 3：睡前吃东西

睡前吃东西是现代人尤其是年轻人常见的一个坏习惯。有时候加班晚了，回到家已经 10 点多了，肚子已经瘪得不行了，赶紧找点吃的，吃完睡意袭来，倒头便睡。久而久之形成了习惯，即使不加班、不饿，睡前也想找点吃的填填肚子。

睡前吃东西的害处颇多，首当其冲的便是我们的胃。一般来说，胃黏膜上皮细胞的寿命很短，2 ~ 3 天就要新生一次，而这一再生修复过程一般是在夜间胃肠道休息时进行的。如果经常在夜间进餐，胃肠道在这段时间内也就不能很好地休息和调整，胃黏膜的再生和修复就不能顺利进行。吃过夜宵再睡觉，食物会较长时间在胃内停留，这可促进胃液的刺激。久而久之，就会出现胃黏膜糜烂、溃疡，抵抗力减弱，从而增加患胃癌的风险。

其次，如果睡前进食的是高脂肪、高蛋白的食物，很容易使人体内血脂突然升高。人体的血液在夜间经常保持高脂肪含量，夜间进食太多，或频繁、屡次进食，会导致肝脏合成的血胆固醇明显增多，并且刺激肝脏制造更多的低密度脂蛋白，运载过多的胆固醇到动脉壁堆积起来（包括阴茎动脉），也成为动脉粥样硬化和冠心病、阳痿的诱因之一。同时，因为长期夜宵过饱，会反复刺激胰岛，使胰岛素分泌增加，久而久之，便造成分泌胰岛素的 β 细胞功能减退，甚至提前衰退，发生糖尿病。这些病症均能影响性功能，导致性功能衰退。

最后，睡前饮食还有可能诱发失眠。夜宵过饱可使胃鼓胀，对周围器官造成压迫，胃、肠、肝、胆、胰等器官在餐后的紧张工作会传送信息给大脑，引起大脑活跃，并扩散到大脑皮层其他部位。

睡前吃东西的危害还真多，但睡前饥饿也不健康，咕咕叫着的胃和其他身体不适状况一样，会整夜妨碍你安静下来。那么应该怎么办呢？自然是建议大家定时吃晚餐，如果由于工作的原因，这一天确实吃得比较晚，那么宁可晚睡一会儿，也要将胃里的食物消化掉。通常，吃完东西 2 个小时之后，方可睡觉。

## 不健康的饮食习惯 4：猪肉吃得多，鱼类吃得少

目前，我国居民的主要动物性食品仍然是猪肉。据美国农业部统计，我国不仅是生产猪肉最多的国家，占全世界猪肉肉品 46% 以上（美国第二，占 7%），同时也是猪肉总消耗量最多的国家。那么，猪肉真的比其他肉更加营养、健康吗？我们还是从红肉与

白肉之争说起。

对于红肉、白肉的分类有多种，但最后归结起来，红肉是指牛肉、猪肉、羊肉等，白肉包括鱼肉、鸡肉、鸭肉等。有人说“宁吃天上飞禽四两，不吃地上走兽半斤”，还是白肉比红肉好；更有人认为，常吃鱼会聪明，吃哪个肉都不如鱼肉好；也有人说，红肉富含矿物质，对身体健康更有好处。到底吃哪种肉更健康？营养学家则告诉我们，吃肉时应遵循的一条重要原则是：吃畜肉不如吃禽肉，吃禽肉不如吃鱼肉。总的来讲，有这样的规律，吃浅色的肉要比吃颜色深的肉有营养。专家建议，最好多吃鱼肉、鸡肉、鸭肉等白肉，少吃红肉。

猪肉的蛋白质含量非常低，所含的饱和脂肪、总脂肪量和胆固醇都相对较高，并含有较高的热量，长期大量食用，特别是进食大量肥猪肉，对健康不利。而且，即使是“瘦肉”，其中肉眼看不见的隐性脂肪也占28%。因此，某些需要限制脂肪酸摄入量的心血管病、高脂血症患者，千万不要以为吃“瘦肉”就是安全的。

相对来说，鱼肉是肉食中最好的一种。虽然鱼肉也属于白肉，但鱼肉比鸭肉、鸡肉等白肉营养要好，鱼类的蛋白质含量约15%～24%，而且这些蛋白质吸收率很高。此外，它的肉质细嫩，比畜肉、禽肉更易消化吸收，对儿童和老人尤为适宜。同时，鱼肉的脂肪含量低，不饱和脂肪酸占总脂肪量的80%，对防治心血管疾病大有裨益。鱼肉脂肪中还含有一种二十二碳六烯酸（DHA），对活化大脑神经细胞，改善大脑机能，增强记忆力、判断力都极其重要。因此，人们常说吃鱼有健脑的功效。

当然，鱼肉虽好，也并不意味着猪肉就没有营养价值。它富含矿物质，尤其是铁元素，也是鱼肉等白肉不能替代的，我国女性普遍缺铁严重，因此，缺铁性贫血患者可以适当多吃一些猪肉，以达到补充铁元素的目的。

## 不健康的饮食习惯 5：吃饭速度过快

有些人是急性子，和大家一起吃饭，别人刚端起碗来，他已经吃了大半了；别人刚吃过两三口，他已经吃完了。对这样的人，大家总赞叹地说：“吃得真是太快了！”但是，这种狼吞虎咽的吃法对健康的危害还是非常大的。

首先，吃饭太快可能会导致肥胖。营养学研究发现，人的血糖值从开始吃饭 15 分钟后上升，30 分钟后达到峰值。由于血糖值达到峰值给人以饱腹感约需 30 分钟，所以通过仔细咀嚼延长就餐时间，就能使少量食物让人获得饱腹感。相反，在狼吞虎咽时，我们的身体还来不及反应，这就导致过度进食，最终造成肥胖。

其次，吃饭速度过快，很容易使胃肠内的食物倒流，也就是胃里面的食物反流到食道里，导致胃酸腐蚀食道。另外，在我们的唾液中有一种淀粉酶，它能对食物进行初步消化，而吃饭时狼吞虎咽，食物得不到充分咀嚼，就导致大块食物和唾液进入胃里，胃还没来得及分泌出足够的胃液消化食物，可是食物既然来了，只有硬着头皮接受了，这样就会造成胃疲劳，发生疼痛的现象，时间久了就会得胃病。

第三，吃饭过快会给精神带来较大负担。日本有位营养学家进行了一项实验，他让七位女学生在温度、湿度恒定的人工气候室内，分为两组，分别给予 5 分钟和 10 分钟就餐时间。结果，5 分钟组餐后心率比食前有所增加，而 10 分钟组餐前餐后几乎没有变化。他又进行实验，将咀嚼次数从通常的 325 次减少到快食时的 214 次。结果发现，通常吃饭时心率比饭前增加 20%，快食时心率比饭前增加 49%；通常饭后收缩期血压比饭前增加 8%，快食后收缩期血压比饭前增加 13%。

除此之外，有些人吃完饭后不停打嗝，这也是因吃太快导致的。而细嚼慢咽时，大脑皮层的血液循环量会增加，从而激发脑神经的活动，可有效提高脑力，尤其对预防老年痴呆很有帮助。

总之，为了健康着想，还是养成细嚼慢咽的饮食习惯吧。

## 不健康的饮食习惯 6：剩饭剩菜接着吃

在家庭生活中，年轻人和老年人之间常为剩饭剩菜发生分歧。家里做饭，不可能顿顿都做得刚好，有剩菜剩饭是难免的。营养学家认为，剩饭剩菜要吃要扔得有所区分。

一般来说，绿叶蔬菜一顿吃不完就应该扔掉。这是因为，绿叶蔬菜主要含有维生素，而蔬菜中的维生素经过反复加热容易被破坏掉，所以剩的绿叶菜的营养价值的确不高，而且蔬菜中都含有不同量的硝酸盐，在其采摘、运输、存放过程中，硝酸盐会被细菌还原成对人体有害的亚硝酸盐，过夜的剩菜，经过一夜的盐浸，绿叶剩菜中的亚硝酸盐含量会更高，人食用这些后容易中毒。

相对于蔬菜来说，鱼类肉类的剩菜是第二顿可以接着吃的。这是因为，鱼类肉类等荤菜中的营养素大多不太怕热，比如钙、铁等矿物质，加热一回营养损失不会非常严重。当然，剩的荤菜在吃法上还是有要求的，首先最好是等食物冷却后装入密封的容器里再放进冰箱，因为冰箱没有杀菌作用，敞开式存放的话容易滋长细菌和串味，食用后会产生腹泻和肠胃不适。其次，在吃的时候，不能直接食用或者只是用微波炉加热，一定要像第一次做菜那样再次放入锅子中烧开，煮几分钟让食物充分加热，这样可以杀灭剩菜储存过程中产生的一些有害物质。贝类、海鲜类的食品在加热时最好加一些酒、葱、姜等作料，这样不仅可以提鲜，还可以杀灭潜伏其中的副溶血性弧菌，具有一定的杀菌作用，避免肠胃不适。值得注意的是，拿出冰箱加热的剩菜最多只可以再食用一次，如果加热后还是吃不完一定要丢弃，不能再吃。

当然，最好将每顿的食物都吃完，中午吃不完的晚上一定想办法解决，尤其是主食类，因为淀粉类的食物 4 个小时后就会产生大量的葡萄球菌，这一类的细菌就算再次加热也不会被杀灭。